Hartmut Morck · Egid Strehl (Hrsg.)

Unerwünschte Arzneimittelwirkungen
Eine organbezogene Übersicht

Hartmut Morck · Egid Strehl (Hrsg.)

Unerwünschte Arzneimittelwirkungen

Eine organbezogene Übersicht

Mit Beiträgen von Dirk Keiner, Hans F. Merk, Hartmut Morck, Egid Strehl und Christian Ude

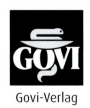

Govi-Verlag

Bibliografische Information der Deutschen Nationalbibliothek

Die Deutsche Nationalbibliothek verzeichnet diese Publikation in der Deutschen Nationalbibliografie; detaillierte bibliografische Daten sind im Internet über http://dnb.d-nb.de abrufbar.

Wichtiger Hinweis

Medizin als Wissenschaft ist ständig im Fluss. Forschung und klinische Erfahrungen erweitern unsere Kenntnisse, insbesondere was Behandlung und medikamentöse Therapie anbelangt. Soweit in diesem Werk eine Dosierung, Indikation oder Applikation erwähnt wird, darf der Leser zwar darauf vertrauen, dass Autoren und Verlag größte Mühe darauf verwandt haben, dass diese Angabe genau dem Wissensstand bei Fertigstellung des Werkes entspricht. Dennoch ist jeder Leser aufgefordert, die Beipackzettel der verwendeten Präparate zu prüfen, um in eigener Verantwortung festzustellen, ob die dort gegebene Empfehlung für Dosierungen oder die Beachtung von Kontraindikationen gegenüber der Angabe in diesem Buch abweicht. Das gilt besonders bei selten verwendeten oder neu auf den Markt gebrachten Präparaten und bei denjenigen, die von zuständigen Behörden in ihrer Anwendbarkeit eingeschränkt worden sind. Alle Angaben ohne Gewähr.

Geschützte Warennamen (Warenzeichen) werden nicht besonders kenntlich gemacht. Aus dem Fehlen eines solchen Hinweises kann also nicht geschlossen werden, dass es sich um einen freien Warennamen handelt.

Die erwähnten Handelspräparate wurden lediglich beispielhaft bzw. aus didaktischen Überlegungen heraus gewählt.

ISBN: 978-3-7741-1232-2
© 2014 Govi-Verlag Pharmazeutischer Verlag GmbH, Eschborn
Alle Rechte vorbehalten.
Kein Teil des Werkes darf in irgendeiner Form (durch Fotografie, Mikrofilm oder ein anderes Verfahren) ohne schriftliche Genehmigung des Verlages reproduziert oder unter Verwendung elektronischer Systeme verarbeitet, vervielfältigt oder verbreitet werden.
Satz: Da-TeX Gerd Blumenstein, Leipzig
Grafiken: Mathias Wosczyna, Rheinbreitbach
Druck und Verarbeitung: Bosch-Druck GmbH, Landshut
Printed in Germany

Vorwort

Mit diesem Buch über organbezogene Arzneimittelnebenwirkungen haben wir bewusst eine andere Systematik in der Darstellung unerwünschter Arzneimittelwirkungen gewählt als bisher üblich.

Wir wollten uns an der Praxis orientieren. Viele Patienten, die häufig multimorbid sind, damit mehrere Arzneimittel verordnet bekommen und häufig zusätzlich weitere Mittel in der Selbstmedikation einnehmen, schildern in der Apotheke oder beim Arzt ihre Nebenwirkungen. Diese Schilderungen orientieren sich meistens an organspezifischen Symptomen.

Bisher war es nur möglich, zu eruieren, ob die eingenommenen Arzneimittel mit den Nebenwirkungen in Verbindung gebracht werden können.

Mit diesem Buch kann die beratende Apothekerin oder der Apotheker beziehungsweise der behandelnde Arzt vom Symptom ausgehen und schauen, ob die geschilderten Beschwerden einem der eingenommenen Arzneimittel zugeordnet werden können. Diese Vorgehensweise erscheint uns praktikabler und schneller zu sein.

Wir sind davon überzeugt, dass das vorliegende Buch damit eine wertvolle Hilfe für entsprechende Fragestellungen von Apothekern und Ärzten sein wird.

Wiesbaden/Freiburg im November 2013
Prof. Dr. Hartmut Morck
Prof. Dr. Egid Strehl

Inhaltsverzeichnis

Vorwort		5
Inhaltsverzeichnis		6
1	**Definition und Charakteristika unerwünschter Arzneimittelwirkungen**	8
2	**Unerwünschte Arzneimittelwirkungen am zentralen Nervensystem**	13
	Kurzer Exkurs in die Pharmakotherapie von ZNS-Erkrankungen	14
	Besonderheiten von Arzneimittelnebenwirkungen am ZNS	16
3	**Unerwünschte Arzneimittelwirkungen am Herzen**	29
	Erregungsprozesse im Herzen	30
	Kurzer Exkurs in die Pharmakotherapie von Herzerkrankungen	31
	Pathophysiologie von Arzneimittelnebenwirkungen am Herzen	32
4	**Unerwünschte Arzneimittelwirkungen an der Lunge**	48
	Kurzer Exkurs in die Pharmakotherapie von Lungenerkrankungen	50
	Klinische Charakterisierung von Arzneimittelnebenwirkungen an der Lunge (iatrogene Lungenerkrankungen)	51
	Arzneimittelinduzierte Lungenerkrankungen und ihre Manifestation	52
	Diffuse Lungenschäden	53
5	**Unerwünschte Arzneimittelwirkungen an den Nieren**	68
	Harnbildung im Nephron	69
	Alle Arzneistoffe sind potenziell nephrotoxisch	70
	Angriff auf die renalen Blutgefäße	73
	Einengung im Tubuluslumen	76
	Schäden im Interstitium	76
	Analgetika-Nephropathie	77
	Diuretika und chinesische Heilkräuter	77
6	**Unerwünschte Arzneimittelwirkungen an der Leber**	79
	Die Leber	81
	Formen der Leberschädigungen und deren Pathophysiologie	83
	Risikofaktoren	86
	Erkennen einer Leberschädigung und Diagnostik	90
	Leberschäden durch bestimmte Arzneimittel	92
	Fazit für die Praxis	96

Inhaltsverzeichnis

7	**Unerwünschte Arzneimittelwirkungen am Gastrointestinaltrakt**	100
	Nichtsteroidale Antirheumatika (NSAR)	101
	Prophylaxe der GI-Nebenwirkungen von NSAR	102
	Antibiotika	103
	Psychopharmaka	105
	Antitumormittel/Zytostatika	107
8	**Unerwünschte Arzneimittelwirkungen an der Haut**	111
	Allergische Reaktionen	112
	Blasenbildende Arzneimittelreaktionen	115
	Phototoxische Reaktion	116
	Diagnostik	117
	Biologika	118
9	**Unerwünschte Arzneimittelwirkungen am Knochen**	124
	Arzneimittel mit knochenkatabolen Nebenwirkungen	127
	Arzneimittel mit knochenprotektiven Nebenwirkungen	140
10	**Unerwünschte Arzneimittelwirkungen am Auge**	142
	Häufige Augenbeschwerden	143
	Wirkstoff- bzw. therapiebezogene Nebenwirkungen	150
	TNF-alpha-Inhibitoren	154
	Anti-VEGF-Therapie (Angiogenesehemmer)	156
	Bisphosphonate	156
	Carboanhydrasehemmer	157
	Glaukomtherapeutika	157
	Glucocorticoide	158
	Herzglykoside	158
	Interferon	159
	Phosphodiesterase (PDE)-Hemmer	159
	Prostaglandine	160
	Statine	161
	Phytopharmaka und Nahrungsergänzungsmittel	161
Literatur		162
Arzneistoffregister		169
Autoren		175
Abbildungen		176

1 Definition und Charakteristika unerwünschter Arzneimittelwirkungen

Egid Strehl

Nebenwirkungen sind die beim bestimmungsgemäßen Gebrauch eines Arzneimittels auftretenden, schädlichen und unbeabsichtigten Reaktionen. Schwerwiegende Nebenwirkungen sind Nebenwirkungen, die tödlich oder lebensbedrohend sind, eine stationäre Behandlung oder Verlängerung einer stationären Behandlung erforderlich machen, zu bleibender oder schwerwiegender Behinderung, Invalidität, kongenitalen Anomalien oder Geburtsfehlern führen. Unerwartete Nebenwirkungen sind Nebenwirkungen, deren Art, Ausmaß oder Ausgang von den Angaben in der Packungsbeilage des Arzneimittels abweichen. Die Sätze 1 bis 3 gelten auch für die als Folge von Wechselwirkungen auftretenden Nebenwirkungen.

Auch die europäische Zulassungsbehörde EMA (European Medicines Agency) definiert in den internationalen IHC-Richtlinien (International Conference of Harmonization) – wie das AMG – schwerwiegende Nebenwirkungen als solche, die eine Bedrohung für das Leben des Patienten darstellen und deshalb unabhängig von der verabreichten Dosis des Pharmakons zu einem der bereits oben aufgeführten Ereignisse führen können.

Im Englischen wird Nebenwirkung üblicherweise mit »side effect« oder »adverse reaction« bezeichnet.

Bei nahezu allen Arzneistoffen muss neben ihrer beabsichtigten Wirkung auch mit einer bis mehreren unerwünschten Arzneimittelwirkungen (Nebenwirkungen) gerechnet werden. Nebenwirkungen können je nach klinischem Fall entweder:

- erwünscht oder – in der Regel – unerwünscht,
- harmlos oder schwerwiegend,
- vorhersehbar oder nicht vorhersehbar,
- dosisabhängig oder nicht dosisabhängig sein.

Definition und Charakteristika unerwünschter Arzneimittelwirkungen

Tabelle 1.1: *Definition der Häufigkeit von Nebenwirkungen*

sehr häufig	bedeutet	≥ 10 %
häufig	bedeutet	≥ 1 % bis < 10 %
gelegentlich	bedeutet	≥ 0,1 % bis < 1 %
selten	bedeutet	≥ 0,01 % bis < 0,1 %
sehr selten (incl. Einzelfälle)	bedeutet	> 0,01 %

Durch Weiterentwicklung von Arzneistoffen kann aus deren Nebenwirkung vielfach eine erwünschte Hauptwirkung erreicht werden. Beispielsweise wurde durch chemische Derivatisierung aus dem antiinfektiven Sulfanilamid, bei dem durch Zufall der blutzuckersenkende Effekt als Nebenwirkung entdeckt wurde, die Gruppe der blutzuckersenkenden Sulfonylharnstoffe entwickelt. Üblicherweise werden unter Nebenwirkungen allerdings unerwünschte Arzneimittelwirkungen (UAW) verstanden. Art und Häufigkeit von Nebenwirkungen sind als therapeutisches Risiko in jedem Einzelfall gegen das Krankheitsrisiko abzuwägen. Im Allgemeinen sind die unerwünschten Arzneimittelwirkungen eines Pharmakons für dieses spezifisch und dosisabhängig.

Derartige Nebenwirkungen werden als toxisch bezeichnet. Sie sind dadurch charakterisiert, dass sie in Abhängigkeit von der gewählten Einzel- bzw. Gesamtdosis bei jedem Menschen eine bestimmte Schädigung hervorrufen. Eine toxische Schädigung kann auch in einer übersteigerten Hauptwirkung bestehen. Antidiabetika erzeugen z. B. bei zu hoher Dosierung eine Hypoglykämie, während Herzglykoside bei Überdosierung atrioventrikuläre Überleitungsstörungen provozieren. Arzneimitteltoxische Reaktionen können sich also bei entsprechender Dosierung aus den gewünschten Wirkungen bzw. aus dem ihnen zu Grunde liegenden Wirkmechanismus ergeben, auf dem auch die Hauptwirkung beruht. Beispiele für derartige wirkmechanismusabhängige Nebenwirkungen sind die extrapyramidalen Störungen durch Neuroleptika (in Folge einer Blockade von Dopamin-Rezeptoren), die Tachykardie bei der Anwendung von Tokolytika, die ihrerseits auf einer Stimulation vasaler und kardialer Beta-Rezeptoren beruht. Allerdings müssen toxische Schädigungen nicht unbedingt etwas mit der gewünschten Hauptwirkung zu tun haben, wie etwa bei der Schädigung des Hör- und Gleichgewichtsorgans durch Aminoglykosid-Antibiotika. Dabei ist die Gesamtdosis, bei der eine solche toxische Nebenwirkung auftritt, im Einzelfall unterschiedlich und nicht vorhersagbar. Die individuelle Toleranz gegen toxische Nebenwirkungen kann stark schwanken, dies auch in Abhängigkeit vom Gesundheits- bzw. Funktionszustand der Organe (Nieren-/Leberfunktion). Auch das Alter hat einen Einfluss.

Diese Aussagen gelten für alle Substanzen, wobei ein- und dasselbe Individuum gegen ein bestimmtes Pharmakon eine geringe Toleranz, gegen ein anderes jedoch eine hohe Toleranz aufweisen kann. Die unterschiedliche Verträglichkeit bei verschiedenen Individuen wird als biologische Streuung bezeichnet. Ihre

Ursachen sind meistens ungeklärt, hängen jedoch in der Regel mit einer unterschiedlichen Aufnahme, Verteilung und Ausscheidung der die Nebenwirkung(en) auslösenden Substanz zusammen. Insbesondere ist hierbei die Aktivität der metabolisierenden CytochromP-Isoenzyme der Leber von großem Einfluss und stark variabel. Dies erklärt sich durch genetische Varianzen, durch eine Vorbehandlung mit derselben oder einer anderen Substanz, die gleichzeitige Behandlung mit anderen Pharmaka oder durch verschiedene Grunderkrankungen. Alle diese Aspekte führen dazu, dass ein Teil der Patienten auch dann Zeichen von Arzneimittelunverträglichkeit zeigt, wenn hinsichtlich der Pharmakotherapie keine offensichtliche Abweichung von der Norm festgestellt werden kann. Eine bessere individuelle Ausrichtung der Pharmakotherapie in Hinblick auf Haupt- und Nebenwirkungen setzt die Kenntnis genetischer Merkmale des Individuums voraus und ist Ziel des Forschungsgebiets Pharmakogenomik.

Allerdings kann es vorkommen, dass eine für die meisten Patienten verträgliche Dosis eines Pharmakons bei einzelnen Menschen mit herabgesetzter individueller Toleranz Nebenwirkungen auslösen kann. Hierfür können auch genetische oder umweltbedingte Faktoren verantwortlich sein. Nebenwirkungen haben in Abhängigkeit vom Arzneistoff meistens auch spezielle Zielorgane wie beispielsweise den Magen-Darm-Trakt, die Leber, die Nieren oder das Zentralnervensystem. Nebenwirkungen können nach Absetzen eines Medikaments reversibel sein, aber auch dauerhaft bestehen bleiben (Beispiel: Taubheit nach einer Aminoglykosidüberdosierung). Nicht selten sind unerwünschte Arzneimittelwirkungen sekundäre Wirkungen als Folge der Hauptwirkung eines Arzneistoffs (Beispiel: Schädigung der physiologischen Bakterienflora durch Antibiotika).

Eine Sonderform toxischer Nebenwirkungen bei einer Pharmakotherapie ist die so genannte Herxheimer-Reaktion. Sie ist gekennzeichnet durch die Verstärkung von Krankheitserscheinungen zu Beginn einer antibakteriellen Therapie und beruht auf der Wirkung von Endotoxinen, die aus Mikroorganismen bei deren Zerfall unter dem Einfluss von Antibiotika freigesetzt werden. Dementsprechend kommt eine Herxheimer-Reaktion ohne Infektionserreger nicht vor. Ihre Diagnose sollte jedoch nicht zu einer Unterbrechung oder Unterlassung der Behandlung führen, sondern lediglich zu einer Modifizierung der Dosierung so lange, bis die akuten Reaktionssymptome nachlassen. Auch bei einer sehr effektiven anthelmintischen Therapie von systemischen Wurminfektionen (z. B. Bilharziose) kann eine Herxheimer-ähnliche Reaktion auftreten, die in diesem Fall durch die Freisetzung toxisch wirkender Elemente aus den zerfallenden Parasiten verursacht wird.

Ein spezieller Fall von unerwünschten Arzneimittelwirkungen sind allergische Reaktionen. Sie fallen in der Regel dann auf, wenn der Organismus auf das Pharmakon verstärkt (hypererg) reagiert. Allergische Reaktionen sind weitgehend dosisunabhängig und nicht für den betreffenden Arzneistoff charakteristisch. Sie sind Folge einer Antigen- Antikörper-Reaktion, die eine entsprechende pathologische Reaktionskette unabhängig von der Struktur des Antigens auslöst. Erst der zweite Kontakt mit dem gleichen Antigen, das zunächst eine Sensibilisierung verursachte, kann schließlich eine allergische Überempfindlichkeitsreaktion in

Definition und Charakteristika unerwünschter Arzneimittelwirkungen

Gang setzen. Die Vorhersehbarkeit allergischer Reaktionen wird durch das Phänomen der Kreuzallergie erschwert. Hier wird die Reaktion durch einen mit dem Erstantigen strukturverwandten Stoff bereits beim ersten Kontakt ausgelöst.

Bei 10–20% aller medizinisch behandelten Klinikpatienten werden unerwünschte Arzneimittelwirkungen beobachtet. In der inneren Medizin werden 2–4% der Patienten wegen Nebenwirkungen stationär aufgenommen, die scheinbar als eigenständige Krankheitssymptome auftreten. Für verschiedene Arzneimittelgruppen ist auch mit spezifischen, teilweise recht hohen Nebenwirkungsraten zu rechnen: bei Zytostatika bis zu 50%, bei Antihypertensiva und Neuroleptika bis zu 30%, bei Antiphlogistika und oralen Antidiabetika bis zu 20%. Viele Arzneimittelnebenwirkungen treten bereits in therapeutischer Dosierung auf, andere erst bei Überdosierung des Pharmakons. Solche Schädigungen sind in der Regel vorhersehbar (Beispiel: Hypoglykämie bei Insulinüberdosierung). Die Nebenwirkung stellt hier eine übersteigerte Hauptwirkung dar. Oftmals stehen die zu befürchtenden Nebenwirkungen jedoch mit der therapeutischen Hauptwirkung in keinerlei Zusammenhang und sind auf einen anderen Wirkungsmechanismus zurückzuführen (Beispiel: Nierenschädigung durch das Antimykotikum Amphotericin B). Nebenwirkungen können aber auch konsequente und damit logische Folgeerscheinungen der Hauptwirkung sein (Beispiel: reflektorische Tachykardie nach Gaben eines starken Antihypotonikums). Nebenwirkungen können sich außerdem völlig unabhängig von der Hauptwirkung eines Pharmakons manifestieren (Beispiel: erhöhte Thromboseneigung bei Einnahme von Kontrazeptiva).

Ebenso kann es zu Nebenwirkungen als Folge von Arzneimittelinteraktionen kommen: Rifampicin verursacht durch Enzyminduktion den beschleunigten Abbau anderer Substanzen, so dass deren Wirkung vermindert wird oder gänzlich ausbleibt. Solche unerwünschten Arzneimittelwirkungen sind aufgrund des heutigen Kenntnisstandes in der Regel vorhersehbar. Pharmakologische Tests an Tieren (nicht aber In-vitro-Untersuchungen!) liefern hierfür wertvolle Hinweise.

Stets ist einerseits daran zu denken, dass Wechselwirkungen zu einer Verstärkung, aber auch zu einer Wirkminderung des Medikaments führen können, das wegen einer zu vermeidenden Nebenwirkung bereits unter Beobachtung steht und vielleicht sogar einem therapeutischen Drug-Monitoring unterzogen wird. Andererseits können Interaktionen aber auch unerwünschte Wirkungen einer Begleitmedikation auslösen, die in dieser Hinsicht bisher unauffällig war. Ebenso ist bei CytochromP_{450}- und Carrier-abhängigen Arzneimittelinteraktionen sowohl bei Enzyminduktion als auch -inhibition eine Latenzzeit zu berücksichtigen, sowohl bis zum Erreichen der vollen Aktivität als auch bis zum Abklingen unter die kritische Wirkkonzentration nach Absetzen eines Induktors bzw. Inhibitors.

Wie bereits erwähnt, können sich Nebenwirkungen sehr rasch nach Anwendung eines Arzneimittels manifestieren wie im Fall von anaphylaktischen Reaktionen. Sie können allerdings auch mit teilweise großer zeitlicher Verzögerung auftreten, z. B. ein Herzfehler nach einer mehrmaligen Krebsbehandlung mit Anthracyclin-Derivaten wie Doxorubicin. Nebenwirkungen können akut lebensbedrohlich sein wie die Anaphylaxie, aber auch verhältnismäßig milde und voll reversibel verlaufen wie dies bei einer passageren Obstipation in Folge der vorübergehenden Einnahme aluminiumhydroxidhaltiger Antacida der Fall ist. Üblicherweise muss die Nebenwirkung eines Pharmakons nicht an der Stelle auftreten, an der es seine heilende bzw. symptomatische Wirkung entfaltet, sondern das Zielorgan/die Zielorgane liegen anderswo (Beispiel: Ödembildung im Bindegewebe bei Glycocorticoid-Einnahme als Immunsuppressivum zur Vermeidung einer akuten Transplantatabstoßung). Es gibt aber auch nicht wenige Pharmaka, die ihre Nebenwirkungen am Zielorgan manifestieren, an dem sie auch ihre erwünschten Wirkungen entfalten sollen. Ein Beispiel hierfür ist das neue Antiarrhythmikum Dronedaron, das in jüngsten Studien gegenüber Placebo eine erhöhte Sterblichkeit verursachte. Sie ist die Folge einer verminderten Funktion des linken Ventrikels. Eine besondere Situation liegt vor, wenn die Nebenwirkung zu den selben – in diesem Fall völlig unerwünschten – Resultaten führt, zu deren Bekämpfung ein Arzneistoff eingesetzt wird, so bei Zytostatika, die Zweitmalignome verursachen können.

Tabelle 1.2: *Fragen zur Absicherung der Verursachung einer Nebenwirkung durch ein Pharmakon*

1. Gibt es eine biologische Erklärung für den vermuteten Pathomechanismus der Nebenwirkung?
2. Steht die Nebenwirkung in zeitlichem Zusammenhang mit der verdächtigten/ einer sonstigen Arzneimittelgabe?
3. Führt das Absetzen des verdächtigten Pharmakons zur Abschwächung/zum Verschwinden der Nebenwirkung?
4. Führt eine erneute Pharmakonexposition zum Wiederauftreten der Nebenwirkung?
5. Ist die Nebenwirkung bereits dokumentiert und bekannt?
6. Tritt die Nebenwirkung auch bereits unter der Begleitmedikation auf?
7. Tritt die Nebenwirkung auch ohne zeitgleiche Pharmakotherapie im normalen Verlauf der Erkrankung auf?

2 Unerwünschte Arzneimittelwirkungen am zentralen Nervensystem

Egid Strehl

Neben dem hormonalen System steht dem menschlichen und auch dem tierischen Organismus das Nervensystem für eine leistungsfähige Information, Koordination und Steuerung der Körperfunktionen zur Verfügung. Das Nervensystem lässt sich in spezifische und allgemeine Systeme untergliedern. Das spezifische System umfasst die sensorischen Systeme, das motorische, das vegetative und die corticalen Systeme. Die Funktionen des peripheren vegetativen Nervensystems werden durch übergeordnete Strukturen des Zentralnervensystems (ZNS) gesteuert. Das ZNS besteht aus Gehirn und Rückenmark. Das menschliche Gehirn wiegt beim Erwachsenen ca. 1350 g. Es lässt sich in folgende Hirnabschnitte untergliedern:

- Rhombencephalon (Rautenhirn) mit verlängertem Mark (Medulla oblongata), Brücke (Pons), Kleinhirn (Cerebellum)
- Mesencephalon (Mittelhirn, Zwischenhirn)

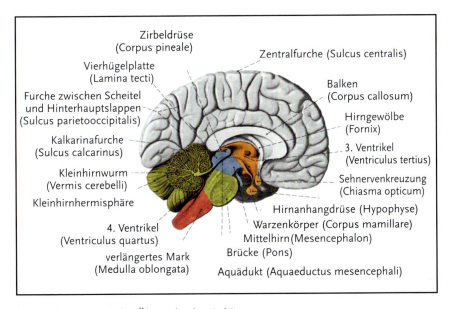

Abb. 2.1 *Anatomische Übersicht des Gehirns*

- Prosencephalon (Vorderhirn) mit den Untereinheiten Zwischenhirn (Diencephalon) und Endhirn (Telencephalon).

Die so genannte Blut-Hirn-Schranke verhindert einen intensiven Stoffaustausch zwischen Blut und Hirngewebe. Sie wird durch das Kapillarendothel bewerkstelligt und aufrechterhalten. Arzneimittel können die Blut-Hirn-Schranke nur dann überwinden, wenn sie in freier Form, also nicht plasmaproteingebunden, im Blut vorliegen. Nichtpolare Substanzen können wegen ihrer guten Lipidlöslichkeit die Endothelzellen durchqueren und somit die Blut-Hirn-Schranke überwinden, während der Transport von polaren Nichtelektrolyten und Ionen nur mit Hilfe von Transportern möglich ist. Coffein, Ethanol, Nikotin und Pharmaka wie Diazepam penetrieren aufgrund ihrer hohen Lipidlöslichkeit die Hirnschranke leicht, während Wirkstoffe wie Penicillin, Adrenalin oder Dopamin vollständig zurückgehalten werden. Für Glucose existiert wie auch bei anderen Stoffen ein Carrier-vermittelter Transport. Nur in wenigen Arealen ist die Schrankenfunktion so gering, dass beispielsweise Vitamine und Nucleotide aus dem Blut in das Hirngewebe übertreten können.

Mittels eines Elektroencephalogramms (EEG) können Hirnfunktionen erfasst und beurteilt werden. Dabei lassen sich von der Kopfhaut der Schädeldecke rhythmische Potenzialschwankungen (EEG-Wellen) ableiten, die im EEG dargestellt werden. Über auf bestimmte Punkte der Schädeloberfläche aufgesetzte bzw. leitend aufgeklebte Elektroden können bipolare sowie unipolare Ableitungen registriert werden. Dabei betragen die abgeleiteten EEG-Spannungen nur etwa 10–100 Mikrovolt (μVolt), so dass zur Darstellung immer eine elektronische Verstärkung erfolgen muss. Die EEG-Wellen selbst lassen sich unterteilen in α-, β-, δ- und θ (Theta)-Wellen. Die Frequenz der EEG-Wellen hängt bei Erwachsenen hauptsächlich vom Aktivierungszustand der Hirnrinde ab. Fehlen EEG-Wellen vollkommen, ist der Hirntod eingetreten, erkennbar an der über einen bestimmten Zeitraum präsenten Nulllinie im EEG.

Neben elektrophysiologischen können auch bildgebende Verfahren wie etwa die Positronenemissionstomographie (PET) und die funktionelle Magnetresonanztomographie (fMRT) zum Messen der neuronalen Aktivität herangezogen werden. Die diagnostischen Rückschlüsse werden über das Ausmaß der Durchblutung des jeweils untersuchten ZNS-Areals gezogen.

Kurzer Exkurs in die Pharmakotherapie von ZNS-Erkrankungen

Das Listen der wichtigsten, für die Therapie von Erkrankungen bzw. Fehlfunktionen dieses Organs verwendeten Pharmaka beleuchtet unter anderem das Dilemma, dass die Hauptwirkung dieser Medikamente selbst organbezogene, also das ZNS beeinträchtigende Nebenwirkungen auslösen kann.

Unerwünschte Arzneimittelwirkungen am zentralen Nervensystem

Außerdem werden bei den nachfolgend genannten Krankheitsbildern bzw. Organfehlfunktionen nicht selten Kombinationen aus Wirkstoffen angewendet. Deshalb muss bei neu auftretenden organbezogenen Arzneimittelnebenwirkungen auch an solche gedacht werden, die aus Interaktionen der Kombinationspartner untereinander resultieren. Noch erheblich höher und schwerer aufzuklären ist das wechselwirkungsassoziierte Nebenwirkungspotenzial bei Patienten unter Polypharmazie, die auch eine Reihe von Medikamenten für hier nicht besprochene Indikationen erhalten.

Auswahlweise kann nachfolgend nur auf die medikamentöse Behandlung einiger wichtiger Krankheitsbilder eingegangen werden:

Parkinson-Syndrom

Die Behandlung der Parkinson'schen Krankheit ist eine symptomatische Langzeittherapie. In der Frühphase bekommen jüngere Patienten (< 50 Jahre) eine Monotherapie mit Levodopa oder Dopaminagonisten (Ropinirol, Pramipexol), bei älteren kommen Kombinationen mit Inhibitoren der Dopamindecarboxylase (Carbidopa, Benserazid) in Frage. In späteren Stadien werden – fallindividuell – COMT-Hemmer (Entacapon, Tolcapon), MAO-B-Hemmer (Selegilin, Rasagilin), NMDA-Antagonisten (Amantadin, Budipin) und/oder Muscarinrezeptor-Antagonisten (Biperiden, Procyclidin, Trihexyphenidyl) bzw. Dopaminrezeptor-Antagonisten wie Domperidon addiert.

Epileptische Anfallsleiden

Zur Therapie der Epilepsie stehen inzwischen über 20 Wirkstoffe zur Auswahl. Sie lassen sich in »Standardsubstanzen« und »neuen Antiepileptika« unterteilen. Zu den ersten gehören: Clobazam, Carbamazepin, Ethosuximid, Oxcarbazepin, Phenobarbital, Phenytoin, Primidon und Valproinsäure. Zur zweiten Gruppe zählen Eslicarbazepin, Felbamat, Gabapentin, Lamotrigin, Levetiracetam, Pregabalin, Tiagabin, Topiramat, Vigabatrin, Zonisamid, Retigabin und Perampanel. Kombinationen innerhalb und zwischen den Wirkstoffen der beiden Gruppen sind häufig.

Depressionen

Zur Behandlung depressiver Patienten verfügt die Pharmakotherapie aufgrund der Vielschichtigkeit dieses Krankheitsbildes über zahlreiche herkömmliche und neue Wirkstoffe, die sich nach ihrem Wirkmechanismus bzw. -ort weiter untergliedern lassen und sich ebenfalls zur Mono- und spezifischen Kombinationstherapie eignen:

- nicht selektive Monamin-Reuptake-Inhibitoren, »Trizyklika« (Amitriptylin, Clomipramin, Doxepin, Nortriptylin, Trimipramin, Maprotilin)
- selektive Serotonin-Reuptake-Inhibitoren (SSRI) (Citalopram, Escitalopram, Fluoxetin, Fluvoxamin, Paroxetin, Sertralin)
- selektive Serotonin-Noradrenalin-Reuptake-Inhibitoren (SSNRI) (Duloxetin, Mirtazapin, Venlafaxin)
- Monamin-Oxidase-Hemmer (»MAO-Hemmer«) (Moclobemid, Tranylcypromin)
- andere (Bupropion, Johanniskraut)

Demenzielle Störungen

Das Demenzsyndrom (schwerwiegende Störung von Gedächtnis, Orientierung, Denkvermögen und emotionaler Kontrolle) ist derzeit erst mit einer recht überschaubaren Zahl von Pharmaka therapierbar. Im Vordergrund stehen – trotz ihrer nur mäßigen Wirksamkeit – die Acetylcholinesterase-Inhibitoren Donepezil, Galantamin und Rivastigmin. Hinzu kommen noch der NMDA-Antagonist Memantin (Wirksamkeit umstritten!), Piracetam (bei Kontraindikationen gegen die Acetylcholinesterase-Hemmer) und der Ginkgo-biloba-Extrakt. Die meisten Erfahrungen mit diesen Stoffen liegen bislang bei der Alzheimer- und vaskulären Demenz vor.

Besonderheiten von Arzneimittelnebenwirkungen am ZNS

Arzneimittelnebenwirkungen am zentralen Nervensystem sind sehr arten- und facettenreich. Sie sind oftmals schwerer zu identifizieren und zu interpretieren als Arzneimittelnebenwirkungen an anderen Organsystemen.

Liste 1 nennt einige Voraussetzungen dafür, dass sich Arzneimittelnebenwirkungen mit vorzüglicher Wahrscheinlichkeit am zentralen Nervensystem manifestieren. Eine Auswahl möglicher Mechanismen neurotoxischer Erscheinungen auf molekularer bzw. zellulärer Ebene stellt Liste 2 vor. Prinzipiell kann aber eine Nebenwirkung bereits in einer unerwartet starken, an sich aber gewünschten Arzneimittelwirkung selbst bestehen. Häufiger jedoch kommt es zur Blockade oder aber Übersteigerung normaler neurologischer Funktionen. Einige Pharmaka besitzen jedoch eine genuine Neurotoxizität, gleichzusetzen mit der primären Toxizität von Wirkstoffen. Allerdings ist auch mit indirekter Neurotoxizität zu rechnen, beispielsweise als indirekte Folge von Arzneimittelnebenwirkungen an anderen Organen, z. B. an den Nieren. Hierbei können prädisponierende Risikofaktoren sowohl in der Person der Patienten selbst als auch in speziellen Arzneimitteln für eine oder mehrere seiner Krankheiten liegen. Frühe Hinweise auf ZNS-gerichtete Arzneimittelnebenwirkungen sind z. B. Übelkeit, Benommenheit, Schwindel und Zittern.

Der buchstäbliche Flickenteppich arzneimittelabhängiger zentralnervöser Störungen kann entsprechend Liste 3 in verschiedene, aus didaktischen Gründen sinnhafte Gruppen unterteilt werden.

Arzneimittelbedingte Nebenwirkungen am ZNS sind häufig in einer teilweisen und zeitweiligen Funktionsuntüchtigkeit der Blut-Hirn-Schranke zu suchen, die dann neben lipophilen auch weniger lipophile Arzneistoffe passieren lässt, insbesondere dann, wenn ein Patient an multipler Sklerose, einem Hirntumor oder an Meningitis erkrankt ist.

Es ist aber noch darauf hinzuweisen, dass schon physiologische Neurotransmitter-Ausschüttungen eine Neurotoxizität auslösen, wenn ihre (Wieder-)Aufnahme in neuronale Vesikel gestört ist. Beispielsweise wird Serotonin im Überfluss freigesetzt durch Amphetamin-Derivate (Ecstasy) bzw. seine Aufnahme blockiert durch die meisten Antidepressiva, was ein lebensbedrohliches Serotonin-Syndrom provozieren kann. Der Neurotransmitter Serotonin (5-Hydroxytryptamin (5-HT)) wird in Form eines Serotonin-Syndroms dann zum Problem, wenn dem Organismus gleichzeitig die Aminosäure l-Tryptophan (eine Serotonin-Vorstufe) und ein Monamino-Oxidase-(MAO)-Hemmer zugeführt wird. Das Syndrom ist gekennzeichnet durch einen delirähnlichen Zustand mit Tremor, Muskelstarre, brüskem Blutdruckanstieg, Anfällen, Unruhe, Reizbarkeit, Durchfall und mitunter Fieber. Arzneimittelbedingte Schlafstörungen können sich auf sehr unterschiedliche Art äußern. Beispielsweise rufen nicht wenige Pharmaka eine exzessive Schläfrigkeit hervor. Eine Auswahl davon ist in Tabelle 2.1 wiedergegeben. Im Gegensatz dazu können eine ganze Reihe von Arzneistoffen auch eine quälende Schlaflosigkeit verursachen (vgl. Tabelle 2.2). Ebenso belastend sind unliebsame Traumerscheinungen, die ebenfalls durch etliche Substanzen verschiedener Arzneimittelgruppen verursacht werden können (Tabelle 2.3).

Voraussetzungen für arzneimittelbedingte Nebenwirkungen am ZNS

- pharmakogenetische Faktoren
- hohes Lebensalter
- neurologische Vorerkrankungen, z. B. Anfallsleiden
- Einnahme von ZNS-wirksamen Pharmaka!
- degenerative Hirnerkrankungen, z. B. Alzheimer Demenz
- Hirnschädigungen, z. B. durch Schlaganfall, Verletzungen ...
- erhöhte Durchlässigkeit der Blut-Hirn-Schranke, z. B. infolge Meningitis, Kopfverletzung

Ursachen/Mechanismen von Neurotoxizität (Auswahl)

Störungen des Hirn-Energiestoffwechsels:
  Hemmung der ATP-Synthetase
  Störung der Sauerstoffverwertung
  diverse Fehlfunktionen von Enzymen
    Folgen obiger Fehlfunktionen:
    • abnorme Calciumaufnahme in die Zelle
    • Bildung freier Sauerstoffradikale
    • inadäquate Freisetzung exzitatorischer Aminosäuren ...
Fehlfunktionen der Mitochondrien
Störungen auf der Ebene der Neurotransmitter
  (Acetylcholin, Serotonin, Noradrenalin, Dopamin)
Störungen /Ausfälle im Proteom

Arzneimittelabhängige zentral nervöse Störungen (Auswahl)

Enzephalopathien
Bewusstseinsstörungen
Kopfschmerzen
Anfallsleiden
zerebrovaskuläre Einschränkungen
hirnorganische Störungen
Fehlfunktionen des autonomen Nervensystems
Schlafstörungen
bösartiges neuroleptisches Syndrom

Tabelle 2.1: *Pharmaka, die eine exzessive Schläfrigkeit hervorrufen*

Wirkstoffgruppe	Wirkstoffe
Antiepileptika	Phenobarbital, Phenytoin, Valproinsäure
Trizyklische Antidepressiva	Amitriptylin u. a.
Antiemetika	Hyoscin-Derivate,
Antihistaminika	Betahistin, Dimenhydrinat
Antihypertensiva	Methyldopa, Reserpin
Parkinsontherapeutika	Pramipexol, Dopamin-Agonisten, Ropinirol
Antipsychotika	Clozapin, Haloperidol
Betablocker	Propranolol, Timolol, Metoprolol

Unerwünschte Arzneimittelwirkungen am zentralen Nervensystem

Tabelle 2.2: *Pharmaka, die Schlaflosigkeit verursachen*

Wirkstoffgruppe	Wirkstoffe/Subgruppen
Antidepressiva	MAO-Hemmer, Fluoxetin (SSRI)
Antiepileptika	Phenytoin
Antimalariamittel	Mefloquin, Chloroquin
Tumortherapeutika	Daunorubicin, Medroxyprogesteron, Interferon α
Parkinsontherapeutika	Amantadin, Levodopa
Anxiolytika	Buspiron
Bronchodilatoren	Salmeterol, Terbutalin, Theophyllin, Ipratropiumbromid
Kardiovaskulär wirksame Therapeutika	Acetazolamid, Clonidin, Reserpin, Flunarizin
ZNS-Stimulanzien	Nicotin, Methylphenidat, Ephedrin-Derivate
Schilddrüsenhormone	Liothyronin (T_3), Levothyroxin (T_4)
Entzug von:	Opiaten, Sedativa, Hypnotika

Tabelle 2.3: *Pharmaka, die horrende Träume verursachen können*

Wirkstoffgruppe	Wirkstoffe/Subgruppen
ACE-Hemmer	Captopril
Anxiolytika	Bupropion
Antibiotika	Erythromycin, Ofloxacin, Ciprofloxacin
Antidepressiva	SSRI: Fluoxetin, Venlafaxin
Antiepileptika	Valproinsäure
Parkinsontherapeutika	Amantadin, Cabergolin, Levodopa
Betablocker	Bisoprolol
ZNS-Stimulanzien	Methylphenidat
Lipidsenker	Atorvastatin
diverse	Digoxin, Verapamil, Ganciclovir, Oxybutynin

20 Unerwünschte Arzneimittelwirkungen am zentralen Nervensystem

Tabelle 2.4: *Nebenwirkungen am ZNS (Vollständigkeit kann nicht gewährleistet werden!)*

Wirkstoff	Gruppe	häufig	sehr häufig	schwer-wiegend	Anmerkung(en)
Acemetacin	ANALG	1	0	1	vielfältig → Fachinfo!
β-Acetyldigoxin	HERZ-KR	0	0	1	Depression, Halluzinationen, Psychosen
Adalimumab	IMMUN	1	0	1–	Stimmungsschwankungen, Schlaflosigkeit, Parästhesie
Allopurinol	METABOL	0	0	1–	Depression, Neuropathie; sehr selten Krampfanfälle
Amantadin	ZNS	1	0	1–	Schlafstörungen, Schwindel; periphere Neuropathie
Amiodaron	HERZ-KR	0	0	1–	Schlafstörungen, Parästhesie, Schwindel, Ataxie
Amisulprid	ZNS	1	1	1	extrapyramidale Störungen; Krampfanfälle, Schlaflosigkeit, Angst
Amitriptylin	ZNS	1	1	1	vielfältig → Fachinfo!
Amlodipin	HERZ-KR	1	0	1	Schläfrigkeit, Schwindel, Kopfschmerz, Depression
Amoxicillin	INFEKT	0	0	1–	Krampfanfälle (sehr selten bzw. bei hohen Dosen)
Amsacrin	ONKO	0	0	1	Grand-Mal-Anfälle, zentralnervöse Störungen
Atenolol	HERZ-KR	1	0	1–	häufig: Schwindel, Schwitzen; seltenere →Fachinfo!
Atorvastatin	METABOL	0	0	1–	Albträume, Schlaflosigkeit, Benommenheit
Azithromycin	INFEKT	0	0	1	vielfältig → Fachinfo!
Baclofen	ZNS	1	0	1	vielfältig → Fachinfo!
Betamethason	HORMON	0	0	1	vielfältig → Fachinfo!
Bisoprolol	HERZ-KR	1	0	1–	Müdigkeit, Erschöpfung, Schwindel, Kopfschmerz
Bortezomib	ONKO	1	1	1	Neuropathie, Kopfschmerz, Tremor, Schlaflosigkeit, Depression...

Unerwünschte Arzneimittelwirkungen am zentralen Nervensystem

Wirkstoff	Gruppe	häufig	sehr häufig	schwerwiegend	Anmerkung(en)
Bromazepam	ZNS	1	0	1–	Müdigkeit, Schwindelgefühl, Benommenheit
Bupivacain	ANALG	1	0	1	Parästhesie, Schwindel, Krämpfe
Bupropion	ZNS	1	1	1–	Schlaflosigkeit, Kopfschmerz, Zittern, Sehstörungen
Cabergolin	ZNS	1	0	1	Halluzinationen, Schlafstörungen, Dyskinesie
Candesartan	HERZ-KR	1	0	0	Benommenheit, Schwindel, Kopfschmerz
Captopril	HERZ-KR	1	0	0	Schlafstörungen, Schwindel; Depression (sehr selten)
Carbamazepin	ZNS	0	1	1–	vielfältig → Fachinfo!
Carmustin	ONKO	1	1	1+	Kopfschmerz, Krämpfe, Depression
Carvedilol	HERZ-KR	1	0	0	Schwindel, Kopfschmerz; Depression, Verwirrtheit
Catumaxomab	ONKO	1	0	1–	vielfältig → Fachinfo!
Cetirizin	ATEMWE	0	0	1–	Agitiertheit, Parästhesie; Depression selten
Ciprofloxacin	INFEKT	0	0	1	vielfältig → Fachinfo!
Citalopram	ZNS	1	1	1	vielfältig → Fachinfo!
Cisplatin	ONKO	0	0	1–	Encephalopathie; Krampfanfälle
Clarithromycin	INFEKT	1	0	1	Kopfschmerz; Krampfanfälle (gelegentlich)
Clonidin	HERZ-KR	1	0	1–	Sedierung, Benommenheit, Kopfschmerz, Schwindel
Clopidogrel	BLUT-GER	1	0	1–	Kopfschmerz, Parästhesie, Schwindel
Codein	ATEMWE	1	0	0	leichter Kopfschmerz, Schläfrigkeit
Cotrimoxazol	INFEKT	0	0	1–	vielfältig → Fachinfo!

Wirkstoff	Gruppe	häufig	sehr häufig	schwer-wiegend	Anmerkung(en)
Dexamethason	HORMON	0	0	1	vielfältig → Fachinfo!
Dextromethorphan	ATEMWE	1	0	1–	Müdigkeit, Schwindel, selten: Halluzinationen
Diazepam	ZNS	1	0	1–	vielfältig → Fachinfo!
Diclofenac	ANALG	1	0	1	vielfältig → Fachinfo!
Digitoxin u. a.	HERZ-KR	0	0	1	Halluzinationen, Psychosen, Depression
Dihydrocodein	ATEMWE	1	0	0	Kopfschmerz, Somnolenz, Schwindel
Dimenhydrinat	MAGEN-D	1	1	0	Somnolenz, Schwindel; Erregung, Unruhe, Zittern
Diphenhydramin	ZNS	1	0	0	Konzentrationsstörungen, Kopfschmerz, Schwindel
Doxazosin	HERZ-KR	1	0	0	Kopfschmerz, Somnolez, Schwindel
Doxepin	ZNS	1	0	1	vielfältig → Fachinfo!
Doxycyclin	INFEKT	0	0	1–	intrakranieller Druckanstieg, Krämpfe, Übelkeit
Doxylamin	ZNS	0	0	1–	Schwindel, Kopfschmerz, Depression
Enalapril	HERZ-KR	1	1	0	Asthenie; Kopfschmerz, Depression
Enoxaparin	BLUT-GER	0	0	1–	Kopfschmerz
Ergotamin	ZNS	0	0	1–	Benommenheit, Kopfschmerz, Krämpfe
Esomeprazol	MAGEN-D	1	0	1	vielfältig → Fachinfo!
Estradiol	HORMON	1	0	1	Depression, Schlaflosigkeit, Epilepsie
Estriol	HORMON	0	0	1	Kopfschmerz, möglicherweise Demenz bei Frauen > 65 J.
Etoposid	ONKO	0	0	1	div. neurotoxische Störungen → Fachinfo!

Unerwünschte Arzneimittelwirkungen am zentralen Nervensystem

Wirkstoff	Gruppe	häufig	sehr häufig	schwer-wiegend	Anmerkung(en)
Etoricoxib	ANALG	1	0	1–	vielfältig → Fachinfo!
Ezetimib	METABOL	1	0	0	Müdigkeit, Kopfschmerz, Parästhesien, Depression
Felodipin	HERZ-KR	1	0	0	Kopfschmerz
Fentanyl	ANALG	1	0	1	vielfältig → Fachinfo!
Flunarizin	ZNS	1	0	1	vielfältig → Fachinfo!
Fluoxetin	ZNS	1	0	1	vielfältig → Fachinfo!
Flupentixol	ZNS	1	0	1–	Schlafstörungen, psychische Alterationen
Fluphenazin	ZNS	1	0	1–	vielfältig → Fachinfo!
Flupirtin	ANALG	1	1	1–	vielfältig → Fachinfo!
Fluvastatin	METABOL	1	0	0	Schwindel, Schlafstörungen, Kopfschmerz, Müdigkeit,
Formoterol	ATEMWE	0	0	1–	Nervosität, Schwindel, Schlafstörungen
Furosemid	HERZ-KR	0	0	1–	hepatische Enzephalopathie; Parästhesien
Gabapentin	ZNS	1	1	1	vielfältig → Fachinfo!
Glyceroltrinitrat	HERZ-KR	1	0	0	»Nitrakopfschmerz«; Schwindel, Benommenheit
Grieseofulvin	INFEKT	1	0	1–	Unruhe, Schlaflosigkeit; Schwindel, Parästhesien
Hydroxyzin	ZNS	0	0	1–	Konvulsionen, Dyskinesie, Zittern, Schwindel
Ibuprofen	ANALG	1	0	1–	Kopfschmerz, Schwindel, Schlafstörungen
Ifosfamid	ONKO	0	1	1	Enzephalopathie; Somnolenz, Koma, Psychose
Imipenem	INFEKT	1	0	1	Krampfanfälle, Schwindel, Tremor, Parästhesie

Unerwünschte Arzneimittelwirkungen am zentralen Nervensystem

Wirkstoff	Gruppe	häufig	sehr häufig	schwerwiegend	Anmerkung(en)
Isosorbiddinitrat	HERZ-KR	1	0	0	»Nitrakopfschmerz«; Benommenheit, Schwindel
Isosorbidmononitrat	HERZ-KR	1	0	0	»Nitrakopfschmerz«; Benommenheit, Schwindel
Levodopa + Benserazid	ZNS	1	0	1	vielfältig → Fachinfo!
Levodopa + Carbidopa	ZNS	1	0	1	vielfältig → Fachinfo!
Levofloxacin	INFEKT	0	0	1	vielfältig → Fachinfo!
Lidocain	HERZ-KR	1	0	1–	Schwindel, Parästhesien; selten: Krämpfe, Sehstörungen
Lisinopril	HERZ-KR	1	0	0	Benommenheit, Kopfschmerz; Schwindel, Schlafstörungen
Lorazepam	ZNS	1	0	1	vielfältig → Fachinfo!
Melperon	ZNS	0	0	1	vielfältig → Fachinfo!
Mepivacain	ANALG	0	0	1	Schwindel, Benommenheit, Krämpfe
Methylphenidat	ZNS	1	1	1	vielfältig → Fachinfo!
Metoclopramid	MAGEN-D	0	0	1	Kopfschmerz, Parkinsonismus, Muskelstarre
Metoprolol	HERZ-KR	0	0	1–	Schwindel, Kopfschmerz; Halluzinationen
Metronidazol	INFEKT	0	0	1	vielfältig → Fachinfo!
Minocyclin	INFEKT	1	0	1	Ataxie, Schwindel, intrakranielle Drucksteigerung
Mirtazapin	ZNS	1	1	1	vielfältig → Fachinfo!
Molsidomin	HERZ-KR	1	0	0	Kopfschmerz; Schwindel (sehr selten)

Unerwünschte Arzneimittelwirkungen am zentralen Nervensystem

Wirkstoff	Gruppe	häufig	sehr häufig	schwer-wiegend	Anmerkung(en)
Morphin	ANALG	1	0	1	vielfältig → Fachinfo!
Moxifloxacin	INFEKT	1	0	1–	vielfältig → Fachinfo!
Mycophenolatmofetil	IMMUN	1	0	1	Verwirrung, Depression, Konvulsionen, Tremor, Parästhesie
Nebivolol	HERZ-KR	1	0	1–	Kopfschmerz, Schwindel; Benommenheit
Nifedipin	HERZ-KR	1	1	1	Kopfschmerz, Schwindel; Benommenheit
Nitrendipin	HERZ-KR	1	0	0	Kopfschmerz; Benommenheit
Ofloxacin	INFEKT	0	0	1	vielfältig → Fachinfo!
Omeprazol	MAGEN-D	0	0	0	Müdigkeit, Schlafstörungen, Schwindel
Opipramol	ZNS	1	0	1–	Müdigkeit; Krämpfe, Polyneuropathie
Oxaliplatin	ONKO	1	1	1	Neuropathie, Kopfschmerz, Sehstörungen, ...
Oxazepam	ZNS	1	0	1–	vielfältig → Fachinfo!
Oxcarbazepin	ZNS	1	1	1–	Kopfschmerz; Verwirrtheit, Depression
Oxybutynin	SONSTIG	1	0	1	Krämpfe, Kopfschmerz, Verwirrtheit …
Paclitaxel	ONKO	0	1	1	periphere Neuropathie; Konvulsionen, Ataxie (selten)
Pantoprazol	MAGEN-D	0	0	1–	Schlafstörungen, Kopfschmerz; Halluzinationen
Paroxetin	ZNS	0	1	1–	Schlaflosigkeit; Tremor, Kopfschmerz, Schwindel
Pentaerithrityl-tetranitrat	HERZ-KR	1	0	0	»Nitratkopfschmerz«, Benommenheit
Pentoxifyllin	HERZ-KR	1	0	1–	Schwindel, Tremor, Kopfschmerz

Wirkstoff	Gruppe	häufig	sehr häufig	schwer-wiegend	Anmerkung(en)
Perphenazin	ZNS	1	0	1–	Einschlafstörungen; epileptiforme Anfälle
Pilocarpin	SONSTIG	1	0	0	Benommenheit, Asthenie, Verwirrtheit
Pioglitazon	METABOL	1	0	0	Schlaflosigkeit; Hypästhesie; Kopfschmerz
Prednisolon	HORMON	0	0	1	Manifestation einer latenten Epilepsie, Suizidalität
Prednison	HORMON	0	0	1	Depression, Psychosen, Schlafstörungen
Pregabalin	ZNS	1	1	1	vielfältig → Fachinfo!
Prilocain	ANALG	1	0	1–	Parästhesie; gelegentlich: Krämpfe, Tremor
Procyclidin	ZNS	0	0	1–	Angst, Verwirrtheit, Schwindel, Halluzination
Promethazin	ZNS	0	0	1–	vielfältig → Fachinfo!
Propranolol	HERZ-KR	0	0	1	vielfältig → Fachinfo!
Pyrazinamid	INFEKT	1	0	1–	Kopfschmerz, Schwindel, Schlaflosigkeit
Quetiapin	ZNS	1	1	1	vielfältig → Fachinfo!
Ranitidin	MAGEN-D	0	0	1–	Halluzinationen, Depression, Kopfschmerz
Retigabin	ZNS	1	1	1–	Schwindel; Verwirrtheit, Halluzination...
Risperidon	ZNS	1	0	1	vielfältig → Fachinfo!
Salbutamol	ATEMWE	1	0	0	Tremor, Kopfschmerz, Schwindel
Sertralin	ZNS	1	1	1–	Schlaflosigkeit, Schwindel, Kopfschmerz; Tremor
Sotalol	HERZ-KR	1	0	1	vielfältig → Fachinfo!
Temozolomid	ONKO	1	0	1	vielfältig → Fachinfo!

Unerwünschte Arzneimittelwirkungen am zentralen Nervensystem

Wirkstoff	Gruppe	häufig	sehr häufig	schwer-wiegend	Anmerkung(en)
Tetrazepam	ZNS	1	0	1	vielfältig → Fachinfo!
Theophyllin	ATEMWE	0	0	1–	vielfältig → Fachinfo!
Topiramat	ZNS	1	1	1	Depression, Verwirrtheit; Schwindel, Parästhesie, Ataxie,
Torasemid	HERZ-KR	1	0	1–	Verwirrtheit, Parästhesien
Triamcinolon	HORMON	0	0	1	Kopfschmerz, Schwindel;Psychosen, Manifestation einer latenten Epilepsie
Trimipramin	ZNS	0	0	1	vielfältig → Fachinfo!
Valganciclovir	INFEKT	1	0	1	Depression, Verwirrtheit, Parästhesien
Valproinsäure	ZNS	1	0	1	vielfältig → Fachinfo!
Venlafaxin	ZNS	1	0	1	vielfältig → Fachinfo!
Verapamil	HERZ-KR	1	0	1–	vielfältig → Fachinfo!
Vincristin	ONKO	1	0	1	vielfältig → Fachinfo!
Xipamid	HERZ-KR	1	0	1–	Kopfschmerz, Schwindel,...
Xylometazolin	ATEMWE	0	0	1–	Halluzinationen, Konvulsionen
Zolpidem	ZNS	1	0	1	vielfältig → Fachinfo!
Zopiclon	ZNS	1	0	1	vielfältig → Fachinfo!

Tabellenlegende: In den Tabellenspalten »häufig«, »sehr häufig« (vgl. Definitionen) und »schwerwiegend« bedeutet:
1 = häufig bzw. bekannt bzw. schwerwiegende Nebenwirkung(en) vorkommend
1+ = sehr häufig auftretend bzw. lebensbedrohlich
1– = selten, sehr selten, nur Einzelfälle beschrieben bzw. leichte(re) Nebenwirkung

Die Häufigkeitsangaben für Arzneimittelnebenwirkungen sagen definitionsgemäß Folgendes aus:

- sehr häufig bedeutet ≥ 10%
- häufig bedeutet ≥ 1% bis < 10%
- gelegentlich bedeutet ≥ 0,1% bis < 1%
- selten bedeutet ≥ 0,01% bis < 0,1%
- sehr selten bedeutet > 0,01% (inkl. Einzelfälle)

Für die Spalte »Gruppe« bedeuten die entsprechenden Abkürzungen:

Abkürzung	Wirkort(e)/ Wirkweise
ANALG	Schmerzbekämpfung
INFEKT	Infektiologie (Antibiotika, Antimykotika, Virustatika)
ATEMWE	Atemwege
BLUT-GER	Blut/Gerinnungssystem
HERZ-KR	Herz-/Kreislaufsystem
HORMON	Hormonelles System
MAGEN-D	Magen-Darm-Trakt
BEWEG-AP	Bewegungsapparat, Muskulatur
METABOL	Metabolisierung
IMMUN	Immunstimulation/-suppression
ONKO	Onkologie
ZNS	ZNS-wirksame Pharmaka
SONSTIG	Sonstige Pharmakagruppe

3 Unerwünschte Arzneimittelwirkungen am Herzen

Egid Strehl

Das Herz mit seinen zwei Vorhöfen (Atrien) und den zwei größeren Kammern (Ventrikel) erhält venöses Blut aus dem Körperkreislauf und wirft es nach Sauerstoffanreicherung in der Lunge und Druckerhöhung im linken Ventrikel wieder in die Peripherie aus. Während die linke Koronararterie hauptsächlich den linken Ventrikel, einen schmalen Anteil des rechten Ventrikels und große Teile des Herzseptums versorgt und dafür etwa 80 % des gesamten Blutstroms für die Herzversorgung benötigt, tritt die rechte Koronararterie unter dem rechten Herzohr aus und versorgt in Richtung Herzspitze verlaufend den Großteil des rechten Ventrikels und einen kleineren Hinterwandbereich des linken.

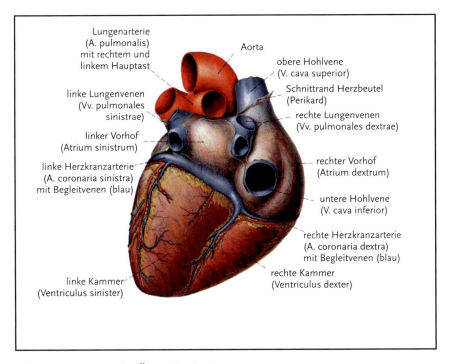

Abb. 3.1: *Anatomische Übersicht des Herzens*

Erregungsprozesse im Herzen

Das Herz weist eine so genannte Autorhythmie = Automatie auf, die über Erregungen ausgelöst wird, die normalerweise im Sinusknoten entstehen. Durch Erstellen eines Elektrokardiogramms lässt sich eine große Informationsfülle über Zustand und Funktion des Herzens gewinnen. Beispielsweise gibt das EKG Auskunft über Störungen der Erregungsbildung, -leitung und -rückbildung und erlaubt Rückschlüsse auf Durchblutungsstörungen bis hin zu Infarkten. Vielfach wird bei der Funktionsbeschreibung des Herzens auch von Vor- und Nachlast gesprochen. Hierbei meint Vorlast (Preload) die durch die Kammerfüllung passiv entstandene Wandspannung am Ende einer Diastole. Als Nachlast (Afterload) dagegen wird die bei einer Ventrikelsystole aktiv entwickelte Wandspannung bezeichnet, die zur Überwindung des diastolischen Aorten- bzw. Pulmonalisdrucks benötigt wird. Die Herzfunktion lässt sich neben der EKG-Aufnahme auch durch die Tastung des Herzspitzenstoßes, die Aufzeichnung von Arterien und Venenpulsen sowie durch die Auskultations des Herzschalls bewerten.

Die bei einer Herzaktion erzeugten Schwingungen übertragen sich auf die Brustwand und können so mit einem aufgesetzten Stethoskop abgehört werden. Hierbei werden die regelrecht auftretenden Schallschwingungen als Herztöne, abnorme Schallerscheinungen dagegen als Herzgeräusche bezeichnet. Herzgeräusche entwickeln sich durch Turbulenzen des Blutstroms bei gestörter Klappenfunktion, aber auch bei Septumdefekten.

Bei einer Echokardiographie – risikofrei für den Patienten – wird die Reflexion von Ultraschallwellen an den Grenzflächen des Herzens (Ventrikel, Wändeseptum, Klappen) erfasst. Mit der Doppler-Echokardiographie können sogar Blutflussgeschwindigkeiten ermittelt werden. Ventrikelfunktion und Myokarddurchblutung lassen sich außerdem mit ebenfalls nichtinvasiven, nuklearmedizinischen bildgebenden Verfahren unter Anwendung von intravenös verabreichten radioaktiven Indikatoren wie z. B. ^{99}Technetium beurteilen.

Dagegen sind Herzkatheteruntersuchung und Angiokardiographie invasive Verfahren, die neben diagnostischen auch therapeutischen Zwecken dienen. Mit der so genannten perkutanen transluminalen Koronar-Angioplastie (PTCA) werden mittels eines Ballonkatheters stenosierte Koronararterienabschnitte wieder aufgedehnt und durch Stentimplantation möglichst permanent offen gehalten.

Als weitere Verfahren in der Herzfunktionsdiagnostik, die jedoch einen größeren apparativen Aufwand erfordern, werden neben der klassischen Röntgendiagnostik auch die Computer- (CT) und Kernspintomographie (MRT) eingesetzt.

Als wesentliche Fehlfunktionen des Herzens sind Herzrhythmusstörungen, Herzinsuffizienz, Kardiomyopathien und solche in Folge von angeborenen Herzfehlern (Vitien) zu nennen. Außerdem zählen erworbene Herzklappenfehler und die koronare Herzkrankheit (schwerste Ausprägungsform: Myokardinfarkt) zu den häufigsten Funktionsstörungen des Herzens.

Kurzer Exkurs in die Pharmakotherapie von Herzerkrankungen

Das Listen der wichtigsten, für die Therapie von Erkrankungen bzw. Fehlfunktionen dieses Organs verwendeten Pharmaka beleuchtet unter anderem das Dilemma, dass die Hauptwirkung dieser Medikamente selbst organbezogene, das Herz beeinträchtigende Nebenwirkungen auslösen kann.

Außerdem werden bei den nachfolgend genannten Krankheitsbildern bzw. Organfehlfunktion nicht selten Kombinationen aus den zitierten Wirkstoffen angewendet. Deshalb muss bei neu auftretenden organbezogenen Arzneimittelnebenwirkungen auch an solche gedacht werden, die aus Interaktionen der Kombinationspartner untereinander resultieren. Noch erheblich schwerer aufzuklären ist das wechselwirkungsassoziierte Nebenwirkungspotenzial bei Patienten unter Polypharmazie, die auch eine Reihe von Medikamenten erhalten, die in diesem Werk nicht besprochene Indikationen haben.

Von den engeren Funktionseinschränkungen und Erkrankungen des Herzens sind bevorzugt folgende einer medikamentösen Behandlung zugänglich:

Die *Herzinsuffizienz* ist ein Syndrom, bei dem das Herz seine Fähigkeit eingebüßt hat, die Gewebe ausreichend mit Blut und damit mit Sauerstoff zu versorgen. Eine Diagnose lässt sich mittels Röntgenaufnahme, Echokardiographie, Katheterisierung und Bestimmung der natriuretischen Peptide bestätigen. Man unterscheidet Links- und Rechtsinsuffizienz sowie vier klinische Schweregrade. Zur Pharmakotherapie stehen ACE-Hemmer, Betablocker, Diuretika, Digitalisglykoside, Calciumantagonisten, organische Nitrate und Antikoagulanzien zur Verfügung:

Grundsätzlich sollten bei chronischer systolischer Herzinsuffizienz wegen der Gefahr einer Dekompensation bzw. wegen Prognoseverschlechterung nichtsteroidale Antiphlogistika, Klasse-I-Antiarrhythmika, direkte Vasodilatatoren, Zytokine, Endothelinantagonisten, nichtglykosidische positiv inotrope Pharmaka (z. B. Dobutamin, Dopamin, Enoximon, Milrinon) und Glitazone möglichst ganz vermieden werden. Auch Substanzen wie Röntgenkontrastmittel, die die Nierenfunktion stark verschlechtern, sind tunlichst zu vermeiden.

Als *koronare Herzkrankheit* wird die klinische Manifestation der Atherosklerose in den Koronararterien bezeichnet. Durch sie kommt es zu einem Missverhältnis zwischen dem myokardialen Sauerstoffbedarf und dem nicht mehr ausreichenden Sauerstoffangebot.

Patienten mit chronischer Verlaufsform profitieren – über eine zweckdienliche Lebensführung hinaus – von Thrombozytenaggregationshemmern, ACE-Hemmern und Betablockern, bei Angina-pectoris-Symptomen zusätzlich von Nitraten oder Calciumantagonisten.

Die Störungen der regulären Erregungsabläufe im Herzen werden unter anderem nach tachy- und bradykarden *Rhythmusstörungen* untergliedert. Vor allem tachykarde Rhythmusstörungen sind einer Pharmakotherapie zugänglich, während bei bradykarden Rhythmusstörungen die Implantation eines Herzschrittmachers im Vordergrund steht.

Neben einer Anzahl nichtpharmakologischer Interventionsmethoden (elektrische Kardioversion, Schrittmacherimplantation) werden – je nach Arrhythmietyp – unterschiedliche Wirkstoffklassen (I–IV) eingesetzt, beispielsweise Klasse Ic z. B. Flecainid, Propafenon, Klasse II: Betablocker, Klasse III: Amiodaron, Dronedaron, Sotalol, Klasse IV: Calciumantagonisten z. B. Verapamil.

Pathophysiologie von Arzneimittelnebenwirkungen am Herzen

Herzinsuffizienz kann ein chronisch fortschreitender Prozess sein, aber auch akut auftreten. Das Syndrom ist charakterisiert durch die Unfähigkeit des Herzens, ausreichend Blut in die Peripherie zu pumpen, um die metabolischen Erfordernisse des Gesamtorganismus zu befriedigen. Herzinsuffizienz repräsentiert einen bedeutenden kardiovaskulären Endpunkt, da sie aus dem Fortschreiten anderer pathophysiologischer Bedingungen resultiert, wie z. B. von Bluthochdruck oder pathologischen Veränderungen der Koronararterien. Eine unzureichende Myokardkontraktion führt bei der Herzinsuffizienz zu einer systolischen Fehlfunktion, während die unzureichende Erholung der Ventrikel während der Diastole (anomale Lusitropie) eine diastolische Entgleisung verursacht. Es ist durchaus nicht ungewöhnlich, dass ein Patient systolische und diastolische Fehlfunktionen nebeneinander hat. Bei Patienten mit Herzinsuffizienz besteht eine vitale Strategie darin, Arzneimittel wegzulassen oder in ihrer Anzahl zu reduzieren, die entweder Herzinsuffizienz verursachen oder eine solche verschlimmern. Eine arzneimittelbedingte Herzinsuffizienz ist relativ häufig, es ist jedoch schwierig, ihr Auftreten präzise festzustellen, da solche Patienten oft auch andere Risikofaktoren aufweisen, die potenziell zu einer neu auftretenden bzw. sich verschärfenden Herzinsuffizienz beitragen.

Antidiabetika

Patienten mit Diabetes mellitus haben kardiovaskuläre Komplikationen einschließlich einer Herzinsuffizienz in einem höheren Ausmaß als solche ohne Diabetes. Daten aus der so genannten Framingham Heart Study zeigten, dass Männer mit Diabetes zweimal so oft und Frauen mit Diabetes sogar fünfmal so oft wie ihre nicht diabetischen Studienpartner eine Herzinsuffizienz zu entwickeln schienen. Die laufende blutzuckersenkende Pharmakotherapie zeigte sich darin effektiv, die Werte von glykosyliertem Hämoglobin zu reduzieren und eine Insulinresistenz zu bessern. Es ist jedoch von größter Wichtigkeit, das bestgeeignete blutzuckersenkende Medikament für einen Patienten, der bereits eine Herzinsuffizienz hat, herauszufinden. Zu dieser Medikamentengruppe zählt auch das Thiazolidindion-Derivat *Pioglitazon*, von dem jedoch präklinische Daten bereits darauf hinwiesen, dass es Ödeme und Gewichtszunahme verursachen kann, die beide eine Herzinsuffizienz verschlechtern. Die auslösenden Mechanismen für diese Erscheinungen sind multifaktoriell und bis heute noch nicht ganz aufgeklärt. Die Ödembildung könnte auf eine verminderte Natriumausscheidung und dadurch auf eine Retention von Natrium und freiem Wasser zurückzuführen sein. Immerhin konnte nachgewiesen werden, dass die gleichzeitige Anwendung von Pioglitazon und Insulin das Plasmavolumen vergrößerte und eine arterielle Gefäßdilatation verursachte. Postmarketing-Daten zu den Thiazolidindion-Derivaten weisen darauf hin, dass nicht nur Patienten mit bereits bestehenden Herzerkrankungen unter ihrer Gabe Symptome einer Herzinsuffizienz entwickelten, sondern auch Patienten ohne bekannte vorbestehende Herzinsuffizienz. In einer Studie (PROAcTIV) zeigten Patienten, die Pioglitazon einnahmen, in 11 % Symptome einer Herzinsuffizienz verglichen mit 8 % in der mitgeführten Placebogruppe ($p < 0{,}0001$). Insbesondere Patienten mit einem hohem Risiko für Herzinsuffizienz prägten unter den Thiazolidindion-Derivaten auch tatsächlich eine manifeste Herzinsuffizienz aus. Entsprechend belegte die amerikanische FDA Pioglitazon mit einer Kontraindikation für Patienten mit symptomatischer Herzinsuffizienz der NYHA-Klassen III oder IV.

Chemotherapeutika

Bereits seit den 1970er-Jahren ist bekannt, dass *Anthracyclin-Chemotherapeutika* kardiotoxische Effekte verursachen, die zu beliebigen Zeitpunkten nach Therapiebeginn auftreten können. Eine früh einsetzende chronische und progressive Kardiomyopathie kann sich innerhalb eines Jahres ab Beginn der Therapie ausprägen. Dieses Syndrom kann sogar noch nach dem Absetzen der Chemotherapie eintreten und sich dann zu einer progressiven chronischen dilatativen Kardiomyopathie weiterentwickeln. Tritt die Kardiotoxizität relativ spät auf, ist sie regelmäßig mit einer ventrikulären Dysfunktion, Herzinsuffizienz und Arrhythmien vergesellschaftet. Dieser Typ einer Kardiotoxizität ist definitiv dosisabhängig. Hinweise auf eine akute Anthracyclin-abhängige Kardiotoxizität schließen vorübergehende elektrophysiologische Veränderungen, ein Perikarditis-Myokarditis-Syndrom und akutes Linksherzversagen ein. Die über die Lebenszeit kumulierte Dosis des Anthracyclin-Derivats *Doxorubicin* ist ein bestens bekannter Prädiktor für eine Anthracyclin-induzierte Kardiotoxizität. Eine kumulative Dosis von $400\,\text{mg/m}^2$ führte in einer einschlägigen Untersuchung zu 3 % Kardiotoxizität, während eine kumulative Dosis von $700\,\text{mg/m}^2$ bereits zu 18 % Herzschädigungen hervorrief. In einigen anderen Studien wurden 36 % Kardiotoxizität registriert bei Patienten, die kumulative Dosen über $500\,\text{mg/m}^2$ erhielten. Die Herzschädigung durch *Epirubicin* scheint seltener zu sein; sie reicht von 0,6 % Toxizität bei einer kumulativen Epirubicin- Dosis von $550\,\text{mg/m}^2$ bis zu 14,5 % bei einer kumulativen Dosis von $1000\,\text{mg/m}^2$. Konsequenterweise gelten entsprechend für Doxorubicin maximal empfohlene Dosen über die Gesamtlebenszeit von 450–550 mg/m² und für Epirubicin von 900 mg/m². Patienten über 65 Jahre weisen ein deutlich erhöhtes Risiko auf. Patienten unter Anthracyclin-Therapie sollten nach Erreichen der Höchstdosis bei einem Derivat nicht auf ein anderes umgestellt werden, des Weiteren sollten Patienten mit bereits bestehender Fehlfunktion des Herzens von Anthracyclin-Chemotherapien ausgeschlossen werden. Auch Mitoxantron ist ein Anthracyclin-Derivat, unter dem Patienten eine signifikant höhere Rate von Herzinsuffizienz entwickeln, wenn die kumulative Dosis von 160 mg/m² überschritten wird. Als Mechanismus einer Anthracyclin-induzierten Kardiotoxizität wurde eine Myozyten-Apoptose über verschiedene Stoffwechselwege entdeckt. Es wird angenommen, dass oxidativer Stress – ausgelöst durch die Bildung freier Radikale – eine hauptsächliche Rolle für das Absterben der Myozyten spielt. Diese Komplikationen äußern sich in strukturellen Veränderungen, z. B. in der Abnahme der linksventrikulären Wandstärke, in einer verminderten Myokardmasse und in einer reduzierten ventrikulären Funktion.

Bei dem alkylierenden Zytostatikum *Cyclophosphamid* scheint – im Gegensatz zu der Erfahrung mit den Anthracyclinen – die Dosis während eines einzelnen Therapiezyklus eher für die Entwicklung einer Kardiotoxizität ausschlaggebend zu sein als die über die gesamte Lebenszeit hinweg verabreichte Dosis. In einer Studie, in der 32 Patienten 180 mg/kg Cyclophosphamid über vier Tage erhielten, entwickelten neun (28 %) eine Herzinsuffizienz innerhalb von drei Wochen, von denen sechs (19 %) in der Folge verstarben. Der Mechanismus einer akut verlaufenden Cyclophosphamid-induzierten Kardiotoxizität bleibt unerklärt, wird aber einer myokardialen Ischämie in Folge von Koronarspasmen oder einer Myozytenschädigung, verursacht durch toxische Metaboliten, zugeschrieben. Auch eine Perikarditis und Arrhythmien sowie echokardiographisch festgestellte ST-Strecken-Hebungen und T-Wellen-Inversionen werden auf Cyclophosphamid zurückgeführt.

Auch *Ifosfamid* wird für kardiotoxische Komplikationen und Herzinsuffizienz verantwortlich gemacht. Hier wird angenommen, dass kardiotoxische Metaboliten nur verzögert ausgeschieden werden. Ebenso wie eine Hochdosis-Cyclophosphamid-Therapie induzieren auch Hochdosisgaben von Ifosfamid eine Herzinsuffizienz. 52 Patienten, die neben anderen Chemotherapeutika eine Gesamtdosis von 10–18 g/m² Ifosfamid über vier aufeinanderfolgende Tage erhielten, zeigten folgende Auffälligkeiten:

Neun dieser Patienten (17 %) entwickelten eine Herzinsuffizienz, von denen acht auf eine Intensivstation verbracht werden mussten. Ein Patient davon starb an kardialen Problemen, während die anderen innerhalb einer Woche wieder zu einer normalen Herzfunktion zurückfanden. Eine Herzinsuffizienz trat normalerweise innerhalb von 12 Tagen nach Therapiebeginn auf.

Auch die Gabe von *Mitomycin* in der Krebstherapie wird mit einer Herzinsuffizienz in Verbindung gebracht, v. a. wenn es in Kombination mit Anthracyclinen verabreicht wird. Die mittlere Zeitspanne bis zum Auftreten von Symptomen einer Herzinsuffizienz nach dem letzten Zyklus mit Mitomycin betrug in Studien 8,5 Monate, weshalb man bei Mitomycin von einem Spätauftreten einer Kardiotoxizität spricht.

Biologische Substanzen, die in der Tumortherapie verwendet werden, wie z. B. der monoklonale Antikörper *Trastuzumab*, scheinen für eine schlechtere Prognose und eine höhere Mortalität bei Patientinnen mit Brustkrebs verantwortlich zu sein. Obwohl die Postmarketing-Daten für Trastuzumab zu einem besseren Patienten-Outcome und erhöhtem Überleben hinsichtlich des Brustkrebses führten, zeigten diese Daten gleichzeitig, dass Trastuzumab eine Kardiomyopathie verstärken kann. Zwischen 2003 und 2007 wurden 156 Patientinnen mit Brustkrebs unter zusätzlicher Gabe von Trastuzumab über 12 Monate und eine weitere Gruppe von 38 Patientinnen mit Metastasen und entsprechender Trastuzumab-Gabe überwacht. Die Untersucher registrierten das Auftreten einer Trastuzumab-abhängigen Kardiomyopathie und entsprechende Behandlungsabbrüche. In der Folgezeit entwickelten 33 % der Patientinnen mit der Kombinationstherapie und 34 % derer mit Metastasen eine Kardiomyopathie. 20 % der Patientinnen mussten die Trastuzumab-Behandlung abbrechen. Als zusätzlicher Risikofaktor für eine Trastuzumab-abhängige Kardiomyopathie wurden höheres Alter, die Existenz von kardiovaskulären Komorbiditäten und vorausgegangene Chemotherapien unter Anthracyclinen identifiziert. Der Mechanismus der kardiovaskulären Nebenwirkungen von Trastuzumab ist allerdings unbekannt. Die Schädigungen sind jedoch über eine Periode von ein bis drei Jahren hinweg reversibel, nachdem die Trastuzumab-Therapie abgesetzt wurde. Es scheint sogar wahrscheinlich, dass die gleichzeitige Gabe von ACE-Hemmern, Betablockern und AT_2-Antagonisten und von Statinen die kardiotoxischen Effekte von Trastuzumab verhindern und das Absetzen der Therapie erübrigen kann. Dazu werden allerdings noch mehr bestätigende Daten benötigt. Obwohl die Herstellerfirma keine entsprechende Kontraindikation ausweist, sollte Trastuzumab Patientinnen mit bestehender Herzinsuffizienz am besten nicht verabreicht werden.

Der monoklonale Antikörper *Bevacizumab*, der am endothelialen Gefäßwachstumsfaktor (VEGF) angreift und bei verschiedenen Krebsentitäten eingesetzt wird, ließ bereits in Phase-II- und -III-Studien eine linksventrikuläre Dysfunktion als Nebenwirkung erkennen. In einem Patientenkollektiv von nahezu 4000 Patienten errechnete sich ein gegenüber Placebo fünffach erhöhtes Risiko für eine Herzinsuffizienz. Zurzeit ist noch keine etablierte Behandlung für eine Bevacizumab-abhängige Herzinsuffizienz bekannt. Es ist auch noch unsicher, ob die kardiovaskulären Effekte von Bevacizumab reversibel sind oder nicht. Deshalb ist bei einer Behandlung mit Bevacizumab ein engmaschiges Monitoring der Herzfunktion angezeigt.

Lapatinib, ein Tyrosinkinase-Inhibitor mit dualem Wirkmechanismus, wurde gegen verschiedene Krebsarten sowohl in Monotherapie als auch in Kombination mit anderen Antitumortherapeutika untersucht. Die an entsprechenden Studien beteiligten Ärzte maßen die linksventrikuläre Ejektionsfraktion sowohl vor Beginn als auch in 8-Wochen-Intervallen danach und zum Zeitpunkt der Beendigung der Lapatinib-Anwendung. Diese erstreckte sich über einen Zeitraum von bis zu 12 Monaten. 1,6 % der beobachteten Patienten reagierten mit einer verminderten Ejektionsfraktion, die sich jedoch als reversibel erwies. In dieser Studie wurde Lapatinib abgesetzt, wenn eine verminderte linksventrikuläre Ejektionsfraktion auftrat, bei Besserung aber niedriger dosiert wieder fortgesetzt. Wo sich unter der Behandlung jedoch eine symptomatische Herzinsuffizienz abzeichnete, wurde Lapatinib dauerhaft abgesetzt.

Unter *Sunitinib*, einem weiteren Tyrosinkinase-Hemmer, der ebenfalls zur Malignombehandlung eingesetzt wird, kam es in Phase-I- und -II-Studien mit einer Laufzeit von bis zu 34 Wochen bei 48 % der Patienten zu einer erniedrigten Ejektionsfraktion. Patienten mit einer koronaren Herzerkrankung in ihrer Vorgeschichte wiesen ein signifikant erhöhtes Risiko für die Entwicklung einer Herzinsuffizienz auf. Als Ursache wurde die Apoptose von kardialen Myozyten sowie eine Schädigung der Mitochondrien entdeckt. *Imatinib*, aus derselben Wirkstoffklasse, zeigte bei 219 Krebspatienten in 8,2 % kardiale Auffälligkeiten (Symptome einer Herzinsuffizienz, Dyspnoe, Ödeme und Kurzatmigkeit bei körperlicher Belastung u. a.). Insbesondere Patienten mit vorbestehenden kardialen Einschränkungen scheinen ein erhöhtes Risiko für eine Herzinsuffizienz unter Imatinib zu haben und sollten deshalb überwacht werden. Bei klaren Anzeichen einer Herzinsuffizienz unter dieser Substanz sind eine Dosisreduktion und ein vorübergehendes Aussetzen der Therapie zusammen mit einer Behandlung der auftretenden Symptome in Erwägung zu ziehen.

(TNF-α-) Antagonisten

Tumornekrose-Faktor-α(TNF-α-)-Antagonisten spielen unter anderem in der Behandlung von Patienten mit rheumatoider Arthritis und Morbus Crohn eine Rolle. Sie scheinen jedoch eine Herzinsuffizienz zu verschlimmern. Die bei diesen Patientengruppen typischerweise erhöhten Spiegel von inflammatorischen Zytokinen erhöhen gleichzeitig auch das Risiko für einen kardiovaskulären Herztod infolge einer Herzinsuffizienz, eines Myokardinfarkts, aber auch eines Schlaganfalls. Die Verschlimmerung einer Herzinsuffizienz bei gleichzeitig erhöhten Serumkonzentrationen von TNF-α wird mit deren direkten kardiomyotoxischen Eigenschaften erklärt. TNF-α hat eine Reihe ungünstiger Wirkungen auf das Herz; so kann er eine Atherosklerose ebenso begünstigen wie akute Koronarsyndrome und Myokarditiden.

Theoretisch sollte die Behandlung mit TNF-α-Antagonisten günstige Effekte für Patienten mit Herzinsuffizienz besitzen. Allerdings zeigten verschiedene klinische Prüfungen der Phase II (RENAISSANCE, RECOVER) in der Regel gegenteilige Effekte von TNF-α-Antagonisten; nur im günstigsten Fall wurden keine Unterschiede in der Lebensqualität herzinsuffizienter Patienten zwischen den Behandlungs- und Kontrollarmen gesehen. In der multizentrischen, randomisierten, placebokontrollierten und doppelblinden Phase-II-Studie ATTACH bei Patienten der NYHA-Klassen III oder IV, die mit dem TNF-α-Antagonisten *Infliximab* behandelt worden waren, kam es in der Infliximab-Gruppe zu erhöhten Krankenhausaufnahmen oder Todesfällen im Zusammenhang mit Herzinsuffizienz. Der Unterschied war auch hier statistisch signifikant. Für Infliximab wurde deshalb eine Kontraindikation bei moderater bis schwerer Herzinsuffizienz ausgesprochen. In Deutschland wurde zur Klärung dieser Frage das RABBIT-Projekt aufgelegt, in dem 2757 Patienten mit rheumatoider Arthritis mit Infliximab, Etanercept oder Adalimumab behandelt wurden. Eine Kontrollgruppe mit 1491 Patienten erhielt dabei andere Disease-modifying-antirheumatic-Drugs (DMARDs). Aus den Studienergebnissen schlossen die Untersucher, dass – sofern Patienten keinen zusätzlichen DMARDs ausgesetzt sind, die ihrerseits potenziell eine Herzinsuffizienz induzieren können – eine Monotherapie mit TNF-α-Antagonisten sich sogar günstig auswirken könne, gerade wegen der entzündungshemmenden Eigenschaften dieser Wirkstoffe. Als Resultat bleibt schließlich für den behandelnden Arzt summarisch die Verpflichtung, seine Patienten gründlich zu evaluieren und das Nutzen-Risiko-Verhältnis für eine TNF-α-Antagonisten-Therapie individuell abzuwägen.

NSAR

Nichtsteroidale entzündungshemmende Wirkstoffe (NSAIDs, NSAR) können ebenfalls eine Herzinsuffizienz provozieren, indem sie Natrium und Wasser zurückhalten und dadurch den systemischen Gefäßwiderstand erhöhen. NSAIDs hemmen bekanntlich die Cyclooxygenase (COX), die ihrerseits die Prostaglandinsynthese unterdrückt. NSAIDs beeinträchtigen auch die Wirkintensität von Diuretika, die in der Herzinsuffizienztherapie noch immer verwendet werden. In Studien ließ sich außerdem ein signifikanter Zusammenhang zwischen der Entstehung einer Herzinsuffizienz und der Eliminationshalbwertszeit von NSAIDs bei herzkranken Patienten aufzeigen. Antiphlogistika mit langer Plasmahalbwertszeit oder in langsam freisetzenden Formulierungen zeigen demnach ein deutlich erhöhtes Risiko. Am ungünstigsten schnitt *Indometacin* ab. Paracetamol dagegen scheint ein günstigeres Schadenspotenzial bei Herzerkrankungen aufzuweisen.

Antiarrhythmika

Außer Amiodaron gibt es auf dem deutschen Markt kein Antiarrhytmikum, das bei Patienten mit strukturellen Herzerkrankungen nicht die Morbidität und Mortalität erhöhen würde. Die fundiertesten Daten mit Antiarrhythmika liegen für *Disopyramid* vor. Die Verschlimmerung einer Herzinsuffizienz unter diesem Wirkstoff wird mit seinen negativ inotropen Effekten in Verbindung gebracht. Auch *Propafenon* erhöht das Risiko einer arzneimittelabhängigen Verstärkung einer Herzinsuffizienz bei Patienten mit bereits bestehender kardialer Dekompensation. *Dronedaron*, ein zu Amiodaron strukturverwandtes Pharmakon mit deutlich kürzerer Serumhalbwertszeit und ansonsten auch einem günstigeren Nebenwirkungsprofil, enthüllte in der ANDROMEDA-Studie eine signifikant erhöhte Sterblichkeit von 8,1 % in der Verumgruppe. Sie wurde verursacht durch eine verschlimmerte Herzinsuffizienz, die auf eine verminderte linksventrikuläre Funktion zurückzuführen war. Konsequenterweise musste Dronedaron mit einer Kontraindikation für Patienten mit einem Herzfehler der NYHA-Klasse IV sowie einem der NYHA-Klasse III bei kürzlicher Dekompensation belegt werden.

Glucocorticoide

Auch *Glucocorticoide* wurden auf ihre Negativauswirkungen für Herzkranke untersucht. Als potenziell kritische Dosierungen wurden solche höher als 7,5 mg Prednisolon-Equivalent pro Tag eingestuft. Auch die Langzeitbehandlung mit Glucocorticoiden ist ein Risikofaktor für die Entwicklung einer Herzinsuffizienz. Eine kurzzeitige Behandlung mit Prednison dagegen erwies sich aufgrund der gesteigerten Diurese als eher vorteilhaft für herzkranke Patienten.

Calciumantagonisten

Calciumkanalblocker (Calciumantagonisten) spielen in der Behandlung der Herzinsuffizienz keine herausragende Rolle. Sie konnten keine Reduzierung der Mortalität Herzkranker bestätigen, im Gegenteil, einige Vertreter dieser Klasse könnten sogar nachteilige Effekte auslösen. Die frühen Calciumantagonisten Nifedipin, Diltiazem und Verapamil sowie die neueren Derivate, beispielsweise Nitrendipin, die negativ inotrop auf das Myokard und die Erregungsüberleitung im Atrioventrikularknoten wirken, sollten aufgrund ihrer vasodilatorischen Eigenschaften und der Fähigkeit, die so genannte Afterload zu reduzieren, eher vorteilhaft für die Behandlung der Herzinsuffizienz sein. Es zeigte sich jedoch, dass die negativ inotropen Effekte der meisten Calciumantagonisten die theoretischen Vorteile überschatten, weshalb v. a. Verapamil und Diltiazem bei Herzinsuffizienten mit einer erhöhten Mortalität in Verbindung gebracht werden. Die INSIGHT- und ALLHAT-Studien auf europäischer Ebene schlossen deshalb Patienten mit vorbestehender Herzinsuffizienz aus. Amlodipin jedoch in Kombination mit einem ACE-Hemmer, einem Diuretikum oder Digoxin zeigte in der PRAISE-Studie insgesamt positive Effekte. Die PRAISE-2-Studie kam zu dem Ergebnis, dass Amlodipin insgesamt neutral für Patienten mit Herzinsuffizienz zu bewerten ist. Auch für Felodipin konnten keine nachteiligen Effekte gefunden werden.

Antimykotika

Itraconazol ist das einzige Azol-Antimykotikum, für das die verfügbare Evidenz auf eine nachteilige Beeinflussung einer Herzinsuffizienz hinweist, bedingt durch eine linksventrikuläre Minderfunktion. Unter dem Strich müssen Ärzte ihre Patienten mit einer bekannten linksventrikulären Dysfunktion oder einer bestehenden Herzinsuffizienz bei Onychomykose mit anderen Antimykotika behandeln, nicht jedoch bei invasiven Pilzinfektionen. Patienten, die bereits unter Itraconazol-Therapie stehen, müssen engmaschig überwacht werden.

Dutasterid

Dutasterid, ein Inhibitor der 5-α-Reduktase, zeigte in einer Studie mit einem hiervon abweichenden Studienziel unerwartet ein signifikant erhöhtes Risiko für Herzinsuffizienz. Die Ursache und der entsprechende theoretische Wirkmechanismus konnten jedoch nicht erklärt werden, so dass Ärzte wachsam sein sollten, wenn sie herzkranke Patienten mit Dutasterid behandeln.

Clozapin

Clozapin, ein Psychotherapeutikum zur Behandlung der Schizophrenie, wird in der verfügbaren Literatur mit Kardiomyopathie und Myokarditis bereits seit 1980 in Verbindung gebracht. Die Symptome der Kardiomyopathie traten im Durchschnitt erst 12 Monate nach Behandlungsbeginn auf. In einem Fall bildete sich die Kardiomyopathie nach Absetzen von Clozapin zurück. Der Mechanismus der Clozapin-induzierten Kardiomyopathie konnte nicht vollständig geklärt werden. Es existieren zwei mögliche Theorien: Entweder ist Clozapin direkt kardiotoxisch, wie etwa die Zytostatika aus der Anthracyclin-Klasse, oder eine Kardiomyopathie entwickelt sich aus einer durch Clozapin provozierten Myokarditis. Auf jeden Fall sollten Patienten mit Herzinsuffizienz unter Clozapin besonders sorgfältig überwacht werden und nach Möglichkeit auf ein anderes Antipsychotikum umgestellt werden.

Tabelle 3.1: *Nebenwirkungen am Herz*

Wirkstoff	Gruppe	häufig	sehr häufig	schwer-wiegend	Anmerkung (en)
β-Acetyldigoxin	HERZ-KR	0	0	1	Rhythmusstörungen
Adalimumab	IMMUN	1	0	1+	Tachykardie, selten Herzstillstand, Myokardinfarkt
Adenosin	HERZ-KR	1	1	1+	vielfältig → Fachinfo!
Alemtuzumab	ONKO	1	0	1+	vielfältig → Fachinfo!
Amitriptylin	ZNS	0	1	1	vielfältig → Fachinfo!
Amlodipin	HERZ-KR	1	0	1	vielfältig → Fachinfo!
Amphotericin B	INFEKT	0	0	1	Herzversagen, Arrhythmie
Anagrelid	ONKO	0	1	1+	vielfältig → Fachinfo!
Atenolol	HERZ-KR	1	0	1–	vielfältig → Fachinfo!
Azithromycin	INFEKT	0	0	1–	Rhythmusstörungen
Betamethason	HORMON	0	0	1	Herzinsuffizienz
Betaxolol	HERZ-KR	0	0	1–	Bradykardie, Herzinsuffizienz
Bevacizumab	ONKO	1	0	1	Herzinsuffizienz
Bisoprolol	HERZ-KR	1	0	1	Bradykardie, Herzinsuffizienz
Bromazepam	ZNS	0	0	1+	Herzversagen, -stillstand
Cabazitaxel	ONKO	1	0	1	Vorhofflimmern, Tachykardie
Captopril	HERZ-KR	0	0	1	vielfältig → Fachinfo!
Carbamazepin	ZNS	0	0	1	vielfältig → Fachinfo!

Unerwünschte Arzneimittelwirkungen am Herzen

Wirkstoff	Gruppe	häufig	sehr häufig	schwerwiegend	Anmerkung (en)
Carvedilol	HERZ-KR	1	0	1	Bradykardie, AV-Block
Celecoxib	ANALG	1	0	1+	vielfältig → Fachinfo!
Cetirizin	SONSTIG	0	0	1–	Tachykardie
Ciprofloxacin	INFEKT	0	0	1–	Arrhythmien, QT-Verlängerung...
Citalopram	ZNS	1	0	1–	Tachykardie
Clarithromycin	INFEKT	0	0	1–	Arrhythmien, QT-Verlängerung …
Clozapin	ZNS	0	1	1+	vielfältig → Fachinfo!
Cotrimoxazol	INFEKT	0	0	1–	Myokarditis, Arrhythmien, QT-Verlängerung
Cyclophosphamid	ONKO	0	0	1–	Kardiomyopathie
Diazepam	ZNS	0	0	1+	Arrhythmien, Herzversagen, -stillstand
Diclofenac	ANALG	0	0	1–	Herzinsuffizienz, Herzinfarkt (sehr selten)
Digitoxin	HERZ-KR	0	1	1+	Rhythmusstörungen
Diltiazem	HERZ-KR	1	0	1	vielfältig → Fachinfo!
Diphenhydramin	ZNS	0	0	1	Rhythmusstörungen, Tachykardie
Dobutamin	HERZ-KR	1	1	1	Tachykardie, Rhythmusstörungen; Herzstillstand
Doxazosin	HERZ-KR	0	0	1	vielfältig → Fachinfo!
Doxepin	ZNS	0	0	1	vielfältig → Fachinfo!
Doxorubicin	ONKO	1	0	1+	dekompensierte, letale Herzinsuffizienz Tachykardie, Kardiomyopathie

Wirkstoff	Gruppe	häufig	sehr häufig	schwerwiegend	Anmerkung (en)
Doxylamin	ZNS	0	0	1	Arrhythmien, Herzinsuffizienz, Dekompensation
Dronedaron	HERZ-KR	1	1	1	Herzinsuffizienz; Bradykardie, QT_C-Änderungen
Dutasterid	SONSTIG	0	0	1–	Verschlimmerung einer Herzinsuffizienz, Palpitationen
Enalapril	HERZ-KR	1	0	1	vielfältig → Fachinfo!
Epirubicin	ONKO	1	0	1+	dekompensierte, letale Herzinsuffizienz Tachykardie, Kardiomyopathie
Erythromycin	INFEKT	0	0	1–	Rhythmusstörungen, QT-Verlängerung
Esmolol	HERZ-KR	0	0	1–	Verschlimmerung einer Herzinsuffizienz; Bradykardie
Estradiol	HORMON	1	0	1	Palpitationen, Myokardinfarkt
Estriol	HORMON	0	0	1	Myokardinfarkt
Etanercept	IMMUN	0	0	1–	Verschlimmerung einer Herzinsuffizienz
Etoricoxib	ANALG	1	0	1	vielfältig → Fachinfo!
Felodipin	HERZ-KR	0	0	1	vielfältig → Fachinfo!
Fentanyl	ANALG	0	0	0	Palpitationen; Bradykardie
Fingolimod	IMMUN	1	0	1	Bradykardie, AV-Block
Flecainid	HERZ-KR	1	0	1+	vielfältig → Fachinfo!
Formoterol	HERZ-KR	0	0	1–	Palpitationen; Extrasystolen, Arrhythmien
Glyceroltrinitrat	HERZ-KR	1	0	1	vielfältig → Fachinfo!

Unerwünschte Arzneimittelwirkungen am Herzen

Wirkstoff	Gruppe	häufig	sehr häufig	schwer-wiegend	Anmerkung (en)
Histamin-dihydrochlorid	IMMUN	1	1	1–	Palpitationen, Tachykardie,
Ibuprofen	ANALG	0	0	1–	Herzinsuffizienz, Herzinfarkt, Palpitationen
Ifosfamid	ONKO	0	0	1–	Herzinsuffizienz, Rhythmusstörungen
Imatinib	ONKO	0	0	1	vielfältig → Fachinfo!
Indometacin	ANALG	0	0	1–	Herzinsuffizienz (in Einzelfällen letal!)
Infliximab	IMMUN	1	0	1	vielfältig → Fachinfo!
Isosorbiddinitrat	HERZ-KR	0	0	1–	vielfältig → Fachinfo!
Isosorbidmononitrat	HERZ-KR	0	0	1–	Bradykardie
Itraconazol	INFEKT	0	0	1–	dekompensierte Herzinsuffizienz
Lapatinib	ONKO	1	0	1–	verringerte linksventrikuläre Auswurffraktion
Lercanidipin	HERZ-KR	0	0	1–	Angina pectoris, Myokardinfarkt
Levodopa + Benserazid	ZNS	0	0	1–	Arrhythmien
Levodopa + Carbidopa	ZNS	0	0	1–	Arrhythmien
Levofloxacin	INFEKT	0	0	1–	Arrhythmien, QT-Verlängerung
Lisinopril	HERZ-KR	1	0	1–	Herzinfarkt, Tachykardie (selten)
Melperon	ZNS	0	0	1	Tachykardie, Arrhythmien

Wirkstoff	Gruppe	häufig	sehr häufig	schwer-wiegend	Anmerkung (en)
Mepivacain	ANALG	0	0	1–	Bradykardie, Rhythmusstörungen
Metamizol	ANALG	0	0	1	schwerer Blutdruckabfall; Rhythmusstörungen
Methylphenidat	ZNS	1	0	1–	vielfältig → Fachinfo!
Metoprolol	HERZ-KR	1	0	1	vielfältig → Fachinfo!
Mifamurtid	IMMUN	0	1	0	Tachykardie
Mirtazapin	ZNS	1	0	1–	orthostatische Hypotonie
Mitomycin	ONKO	0	0	1–	Herzinsuffizienz, falls nach Anthracyclinen
Mitoxantron	ONKO	0	0	1+	vielfältig → Fachinfo!
Molsidomin	HERZ-KR	0	0	1–	Reflextachykardie
Morphin	ANALG	0	0	1–	Bradykardie, Hypotension
Moxifloxacin	INFEKT	1	0	1–	vielfältig → Fachinfo!
Naloxon	ZNS	1	0	1	Tachykardie; Arrhythmien, Bradykardie
Natriumpicosulfat	MAGEN-D	0	0	1–	elektrolytbedingte Herzfunktionsstörungen
Nebivolol	HERZ-KR	0	0	1–	Bradykardie, AV-Block; Herzinsuffizienz
Nifedipin	HERZ-KR	1	0	1–	Palpitationen, Tachykardie
Nitrendipin	HERZ-KR	1	0	1	Tachykardie; Angina pectoris, Herzinfarkt
Ofatumumab	ONKO	1	0	0	Tachykardie
Ofloxacin	INFEKT	0	0	1–	Tachykardie
Opipramol	ZNS	0	0	1–	Tachykardie, Palpitationen, Arrhythmien

Unerwünschte Arzneimittelwirkungen am Herzen

Wirkstoff	Gruppe	häufig	sehr häufig	schwerwiegend	Anmerkung (en)
Pioglitazon	METABOL	0	0	1	Herzinsuffizienz, sehr häufig bei Insulinkombination
Pentaerithrityltetranitrat	HERZ-KR	0	0	1–	Bradykardie; Angina pectoris
Prednisolon	HORMON	0	0	1–	Arrhythmien
Prednison	HORMON	0	0	1–	Arrhythmien
Pregabalin	ZNS	0	0	1	AV-Block, Arrhythmien, Herzinsuffizienz
Promethazin	ZNS	0	0	1–	Arrhythmien
Propafenon	HERZ-KR	0	0	1+	vielfältig → Fachinfo!
Propranolol	HERZ-KR	0	0	1–	vielfältig → Fachinfo!
Quetiapin	ZNS	1	0	1	vielfältig → Fachinfo!
Ramipril	HERZ-KR	0	0	1	vielfältig → Fachinfo!
Ranitidin	MAGEN-D	0	0	1–	Tachykardie, Bradykardie, AV-Block
Risperidon	ZNS	1	0	1	vielfältig → Fachinfo!
Salbutamol	ATEMWE	1	0	1–	Tachykardie; Vorhofflimmern, Myokardischämie
Sotalol	HERZ-KR	1	0	1	vielfältig → Fachinfo!
Sunitinib	ONKO	0	0	1	vielfältig → Fachinfo!
Tacrolimus	IMMUN	0	0	1+	vielfältig → Fachinfo!
Theophyllin	ATEMWE	1	0	1	Arrhythmien, Palpitationen
Thiotepa	ONKO	1	1	1+	vielfältig → Fachinfo!

Wirkstoff	Gruppe	häufig	sehr häufig	schwerwiegend	Anmerkung (en)
Timolol	SONSTIG	0	0	1	vielfältig → Fachinfo!
Tiotropiumbromid	ATEMWE	0	0	1	Tachykardie, Palpitationen, Vorhofflimmern
Torasemid	HERZ-KR	0	0	1	Rhythmusstörungen, Herzinfarkt
Tranylcypromin	ZNS	1	0	0	Tachykardie
Trastuzumab	ONKO	1	1	1	vielfältig → Fachinfo!
Trimipramin	ZNS	0	0	1	Rhythmusstörungen
Venlafaxin	ZNS	1	0	1–	Tachykardie, Arrhythmien
Verapamil	HERZ-KR	1	0	1	vielfältig → Fachinfo!
Vernakalant	HERZ-KR	1	0	1	vielfältig → Fachinfo!
Xipamid	HERZ-KR	1	1	1–	Rhythmusstörungen
Xylometazolin	ATEMWE	0	0	1–	Tachykardie

Tabellenlegende: In den Tabellenspalten »häufig«, »sehr häufig« (vgl. Definitionen) und »schwerwiegend« bedeutet:
0 = nicht zutreffend
1 = häufig, Häufigkeit nicht bekannt bzw. schwerwiegende Nebenwirkung(en) vorkommend
1+ = sehr häufig, bzw. lebensbedrohlich
1– = selten, sehr selten, nur Einzelfälle beschrieben bzw. leichte(re) Nebenwirkung

Die Häufigkeitsangaben für Arzneimittelnebenwirkungen sagen definitionsgemäß Folgendes aus:

- sehr häufig bedeutet $\geq 10\%$
- häufig bedeutet $\geq 1\%$ bis $< 10\%$
- gelegentlich bedeutet $\geq 0,1\%$ bis $< 1\%$
- selten bedeutet $\geq 0,01\%$ bis $< 0,1\%$
- sehr selten bedeutet $> 0,01\%$

(inkl. Einzelfälle)

Für die Spalte »Gruppe« bedeuten die entsprechenden Abkürzungen:

Abkürzung	Wirkort(e)/ Wirkweise
ANALG	Schmerzbekämpfung
INFEKT	Infektiologie (Antibiotika, Antimykotika, Virustatika)
ATEMWE	Atemwege
BLUT-GER	Blut/Gerinnungssystem
HERZ-KR	Herz-/Kreislaufsystem
HORMON	Hormonelles System
MAGEN-D	Magen-Darm-Trakt
BEWEG-AP	Bewegungsapparat, Muskulatur
METABOL	Metabolisierung
IMMUN	Immunstimulation/-suppression
ONKO	Onkologie
ZNS	ZNS-wirksame Pharmaka
SONSTIG	Sonstige Pharmakagruppe

4 Unerwünschte Arzneimittelwirkungen an der Lunge

Egid Strehl

Die Lunge füllt mit ihren zwei getrennten Lungenflügeln die seitlichen Hälften des Brustraums aus. Ihre Außenflächen liegen der inneren Thoraxwand an, während die Basis der Lungenflügel dem Zwerchfell aufliegt. Jeder der beiden Lungenflügel ist von einer mit Gefäßen gut versorgten Hülle, der Pleura, überzogen. Während der linke Lungenflügel aus drei, durch tiefe Einschnitte abgegrenzte Lungenlappen besteht, sind es beim rechten Lungenflügel nur zwei. Die Luftzufuhr zur Lunge erfolgt über die Luftröhre (Trachea), die sich in die zwei Hauptbronchien teilt. Die Hauptbronchien verästeln sich ihrerseits in die Bronchien und diese wiederum in die Bronchiolen und schließlich in die Termi-

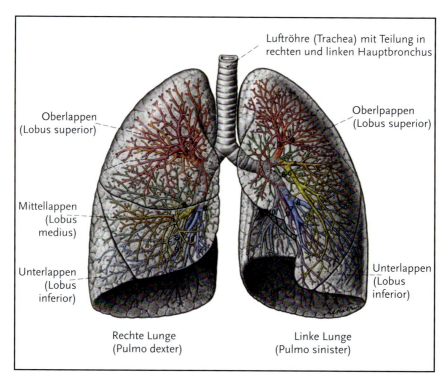

Abb. 4.1: *Anatomische Übersicht der Lunge*

nalbronchiolen. Die Atemwege dienen der Zufuhr von Frischluft während der Einatmung (Inspiration) und der Ableitung so genannter »Alveolarluft« während der Ausatmung (Exspiration). Im Bereich der Lungenbläschen (Alveolen) vollzieht sich in den Lungenkapillaren der Austausch der Atemgase mit dem Blut. Das normale Atemzugsvolumen beträgt bei Ruheatmung etwa 0,5 l. Das maximale Atemzugsvolumen wird Vitalkapazität genannt ist. Diese hängt unter anderem von Alter, Geschlecht, Körpergröße und -position sowie vom Trainingszustand ab. Die Vitalkapazität lässt sich mit einem Spirometer messen. In Ruhe werden etwa 7 l/min ein- und ausgeatmet (Atemzeitvolumen), bei extremer körperlicher Belastung können es 120 l/min werden.

Durch chemische Stoffe, auch Pharmaka (u. a. Doxapram, Barbiturate, Opioide), kann es zu einer Beeinflussung des Atmungsantriebs, also zu Ventilationsänderungen kommen (Hyper-/Hypoventilation). Eine Reihe von Funktionsstörungen der Lunge hat ganz spezielle Bezeichnungen. Prinzipiell lassen sich Funktionseinschränkungen bzw. Erkrankungen des Bronchialsystems von solchen der Lungen unterscheiden. Auf Seiten des Bronchialsystems sind v. a. die Bronchitiden, die chronisch obstruktive Lungenerkrankung (COPD) und das Asthma bronchiale zu nennen. Eine chronische Bronchitis ist von einer dauerhaft exzessiven Schleimproduktion und Auswurf geprägt, Asthma bronchiale dagegen ist gekennzeichnet durch eine chronische Hyperaktivität des Bronchialsystems und anfallsartige Dyspnoe. Die Fehlfunktionen bzw. pathologischen Zustände der Lungen sind deutlich zahlreicher: Bei einer respiratorischen Insuffizienz treten Zyanose (> 50 g/l desoxygeniertes Hämoglobin im Kapillarblut) und Dyspnoe (Atemnot) auf. Eine Pneumonie dagegen imponiert durch eine eingeschränkte Ausdehnungsfähigkeit der Lunge und eine Infektion, die mit bindegewebigen Umwandlungen des Lungenparenchyms und Infiltrationsatelektasen (Alveolen, die nicht mehr (gut) mit Atemluft gefüllt werden) einhergehen kann. Ein interstitielles Lungenödem wird durch einen kardial bedingten Lungenstau oder durch eine Schädigung des Kapillarendothels (beispielsweise bei Inhalation schädigender Gase wie Ozon oder Phosgen) verursacht. Von einem Lungenemphysem spricht man bei einer irreversiblen Erweiterung der Lufträume distal der Bronchioli, sei es durch Gewebszerstörung oder funktionelle Überdehnung. Bei einer Lungenembolie wird die Durchblutung diskreter Lungenbezirke durch aus Bein- oder Beckenvenen abgeschleuderte Thromben unterbunden. Von einem Pneumothorax spricht man, wenn es innerhalb der Pleura zu einer Luftüberfüllung mit nachfolgendem Lungenkollaps kommt. Wird akut mehr als die Hälfte der Lungenstrombahn verlegt, verursacht der massive Anstieg des Strömungswiderstandes letztendlich ein tödliches Rechtsherzversagen. Werden respiratorische Neurone geschädigt, führt das zu einer Störung der Rhythmogenese mit entsprechenden pathologischen Folgen, beispielsweise einem Pickwick-Syndrom. (Pathogenetisch unklare, anfallsweise imperative Schlafzustände.)

Kurzer Exkurs in die Pharmakotherapie von Lungenerkrankungen

Das Listen der wichtigsten, für die Therapie von Erkrankungen bzw. Fehlfunktionen dieses Organs verwendeten Pharmaka beleuchtet das Dilemma, dass diese Medikamente selbst organbezogene, also Bronchien und Lungen beeinträchtigende Nebenwirkungen auslösen können.

Außerdem werden bei den nachfolgend genannten Krankheitsbildern bzw. Organfehlfunktion nicht selten Kombinationen von Wirkstoffen angewendet. Deshalb muss bei neuen, am Atemtrakt auftretenden Nebenwirkungen auch an solche gedacht werden, die aus Interaktionen der Kombinationspartner resultieren. Erheblich schwerer aufzuklären ist das wechselwirkungsassoziierte Nebenwirkungspotenzial bei Patienten unter Polypharmazie, die auch eine Reihe von Medikamenten erhalten, die hier nicht besprochene Indikationen haben.

Der wesentliche Risikofaktor für eine chronische Bronchitis ist fortgesetzter Nikotinabusus. Deshalb ist Abstinenz vom Rauchen hierfür die primäre Therapie. Eine akute Bronchitis ist meistens viraler Genese; nur bei eindeutigem Hinweis auf eine bakterielle Superinfektion ist eine Antibiotikatherapie (bevorzugt Aminopenicilline und Makrolide) indiziert. Bei Asthma ist eine weitestgehende Allergenkarenz anzustreben, ebenso ein Verzicht auf Betablocker, ASS und andere NSAR, sofern eine entsprechende Überempfindlichkeit besteht. Zur Asthmakontrolle stehen v. a. Beta-2-Sympathomimetika und (inhalative) Glucocorticoide zur Verfügung, alternativ Leukotrien-Rezeptorantagonisten (z. B. Montelukast). Bei COPD sind Anticholinergika (z. B. Tiotropiumbromid) effektiv. Nebenwirkungen durch inhalative Glucocorticoide lassen sich durch so genannte Spacer deutlich reduzieren. Für eine differenzierte Darstellung der Pharmakotherapie wird auf entsprechende Lehrbücher verwiesen.

Auf Seiten der Lungenerkrankungen sind bevorzugt Pneumonien, Lungenfibrosen, Sarkoidosen und pulmonale Hypertonie sowie Tuberkulose und Malignome einer mehr oder weniger effektiven, v. a. symptomatischen rationalen Pharmakotherapie zugänglich.

Die kausale Arzneimitteltherapie von Pneumonien mit Antibiotika und Chemotherapeutika orientiert sich unter anderem an ihrem Ursprung (ambulant/stationär) und dem individuellen Risikoprofil des Patienten.

Interstitielle Lungenerkrankungen sind mit mehr als 200 eigenständigen Krankheitsbildern sehr different; die idiopathische Lungenfibrose und die Sarkoidose sind darunter die häufigsten. Sie werden versuchsweise mit Glucocorticoiden therapiert, Immunsupressiva (z. B. Azathioprin) können addiert werden. Vielfach ist eine Lungentransplantation (betr. Fibrose) mit entsprechender teilweise komplexer medikamentöser Immunsuppression unausweichlich.

Eine pulmonale Hypertonie, die sich nach ihrem Ursprung sowie unter therapeutischen Aspekten in fünf Gruppen gliedern lässt, wird medikamentös unter anderem mit Antikoagulanzien, Diuretika, Endothelin – Rezeptorantagonisten (Bosentan, Ambrisentan, etc.) und Phosphodiesterase-5-Inhibitoren (Sildenafil

u. a.) sowie inhalitvem Iloprost behandelt. Tuberkulose- und pulmonale Tumortherapie sind hinsichtlich ihrer Behandlungsstrategien so differenziert, dass hierfür auf entsprechende Lehrbücher und Leitlinien verwiesen werden muss.

Klinische Charakterisierung von Arzneimittelnebenwirkungen an der Lunge (iatrogene Lungenerkrankungen)

Inzwischen sind mehr als 50 verschiedene Nebenwirkungsmuster an den Atemwegen bzw. unter Mitbetroffenheit der Atemwege durch Arzneimittel bekannt, die jedoch häufig mit eigenständigen Atemwegserkrankungen verwechselt werden. Vermutlich werden weniger als 2% aller die Atemwege betreffenden Arzneimittelnebenwirkungen in der Literatur berichtet oder an den Hersteller bzw. die Gesundheitsbehörden gemeldet. Für Nitrofurantoin wird beispielsweise eine Meldequote von nur 0,001 bis 0,2 % angenommen, für Amiodaron dagegen eine von bis zu 60%. Wieder anders verhält es sich bei Bleomycin. Bereits aus den ersten klinischen Prüfungen wurde seine Lungentoxizität offensichtlich. Dementsprechend wurden alle Patienten regelmäßig mit Röntgenaufnahmen und Lungenfunktionsuntersuchungen überwacht. Im Ergebnis wurden 10% interstitielle Lungenschäden durch Bleomycin registriert, von denen wiederum 10% (also 1% insgesamt) tödlich endeten.

In den meisten Fällen existieren im Stadium der voll entwickelten Nebenwirkung keinerlei serielle Proben von bronchoalveolarer Lavage oder Lungengewebe, die die kontinuierliche Entwicklung der Nebenwirkung nachvollziehbar und verstehbar machen könnten. Flankierend würden Bilder einer hochauflösenden Computertomographie die Entstehung und die vermutlichen Reaktionsmechanismen deutlicher machen. Wenige Kenntnisse existieren auch über die Addition oder den deletären Synergismus verschiedener Medikamente, von Bestrahlung oder von Sauerstoffgabe hinsichtlich der Ausbildung des Vollbilds der vermeintlich alleinig arzneimittelbedingten Schädigung. Beispielsweise zeigten in einer Mayo-Studie nur wenige Patienten, die im Verlauf einer Chemotherapie mit Cyclophosphamid allein behandelt worden waren, Nebenwirkungen am Atmungstrakt. Dagegen waren die Zwischenfälle unter einer Kombinationstherapie deutlich zahlreicher. In Verbindung mit einer Bleomycin- oder Amiodarontherapie scheint die Sauerstoffgabe zusätzliche bzw. potenzierte Nebenwirkungen zu produzieren, insbesondere unmittelbar nach Operationen unter Vollnarkose und mechanischer Beatmung. Eine Bronchiolitis obliterans mit organisierender Pneumonie (BOOP) wird andererseits erstaunlicherweise nur bei Frauen gesehen, die wegen eines Mammakarzinoms bestrahlt werden, nicht aber unter einer Bestrahlung der Brust aus anderen therapeutischen Gründen. Die Forscher fanden bisher auch keine Erklärung dafür, dass eine mit Chemotherapie behandelte akute lymphatische Leukämie meistens bereits in Regression ist, wenn die ersten pulmonalen Nebenwirkungen auftreten. Bei derselben Tumorart fällt auch auf, dass Methotrexat, das wegen nachteiliger Lungenreaktionen dringend abgesetzt werden musste, bei einer späteren erneuten Gabe die Lunge plötzlich nicht mehr schädigte.

Das grundsätzliche Dilemma vermeintlicher Nebenwirkungen von Arzneimitteln an den Atmungsorganen besteht aber v. a. darin, dass der Kausalzusammenhang oft nicht hergestellt werden kann. Die vielfältigen klinischen Präsentationen dieser organspezifischen Nebenwirkungen reichen von banalem Husten, von Bronchialobstruktionen bis zur Bronchiolitis obliterans einerseits und von Alveolitiden bis zu Lungenfibrosen andererseits. Außerdem können sich unter dem Einfluss von Pharmaka auch ein nichtkardiogenes Lungenödem, eine diffuse alveoläre Hämorrhagie, das so genannte ARDS (»acute respiratory disstress syndrome«) und eine eosinophile Lungenerkrankung entwickeln. Schließlich sind auch Schädigungen von pulmonalen Blutgefäßen (Vaskulitiden; pulmonalarterielle Hypertonie) beobachtbar. Selten bestehen die arzneimittelabhängigen Schädigungen in Pleuritiden oder einer Beeinträchtigung der Atemmuskulatur selbst.

Die Datenbank »pneumotox« führt bereits über 350 Medikamente, die im Verdacht stehen, Nebenwirkungen an den Atemorganen auszulösen. Ganz oben stehen Zytostatika, Amiodaron, Antibiotika, NSAIDs sowie Biologika (Wachstumsfaktoren, Zytokine). Die Diagnose arzneimittelabhängiger Beeinträchtigungen der Lunge muss sich im Normalfall auf ein dazu passendes bzw. nicht in Widerspruch dazu stehendes klinisches, röntgenologisches oder lungenfunktionelles Bild stützen, für das zudem ein plausibler zeitlicher Zusammenhang zur Exposition gegeben ist. Weitere Indizien können eine bronchoalveoläre Lavage sowie histologische Untersuchungen liefern.

Arzneimittelinduzierte Lungenerkrankungen und ihre Manifestation

Viele Medikamente stehen im akuten Verdacht, Alveolitiden und Lungenfibrosen zu verursachen. Dies gilt v. a. für Amiodaron. Amiodaron kann außerdem ein ARDS, Bronchiolitis obliterans eventuell mit organisierender Pneumonie (BOOP), eine diffuse alveoläre Hämorrhagie, Pleuritiden und eosinophile Infiltrate in seltenen Fällen provozieren. Wegen der mehrmonatigen Eliminationszeit dieser Substanz kann eine Amiodaron-induzierte pulmonale Toxizität regelrecht erst etliche Monate bis zu zwei Jahre nach Therapiebeginn auftreten. Eine durch Amiodaron verursachte Alveolitis äußert sich durch eine Belastungsdyspnoe und trockenen, unproduktiven Husten. Diese erzwingen ein sofortiges Absetzen von Amiodaron sowie in der Regel eine Behandlung mit Glucocorticoiden. Die Gesamtbehandlungsdauer sollte bei ausschleichender Prednisolondosierung bis zu einem Jahr betragen. Eine Lungenfibrose in Folge einer Amiodoronbehandlung ist ausgesprochen selten, ebenso ein ARDS nach thoraxchirurgischen Eingriffen.

Nach Amiodaron sind Zytostatika bevorzugt für Alveolitis, Lungenödem, ARDS, diffuse alveoläre Hämorrhagie und Bronchiolitis obliterans verantwortlich. Im englischen Sprachgebrauch spricht man von einer »chemotherapy lung«. Auch die zusammen mit herkömmlichen Zytostatika in der Onkologie vielfach eingesetzten hämatopoetischen Wachstumsfaktoren, die Proteasomen-Inhibitoren und Thyrosinkinase-Inhibitoren werden für schwere pulmonale Nebenwirkungen verantwortlich gemacht. Methotrexat, das in niedriger Dosierung zur Therapie des rheumatischen Fiebers und entzündlicher Erkrankungen eingesetzt wird, kann ebenso zu jedem Zeitpunkt der Therapie pulmonale Nebenwirkungen setzen. Auch Interferon-α, Sirolimus, Eternacept und Leflunomid zeichnen für pulmonale granulomatöse Entzündungen verantwortlich.

Diffuse Lungenschäden

Diffuser Alveolarschaden

Der diffuse Alveolarschaden tritt klinisch oft als lebensbedrohliches ARDS in Erscheinung. Hauptsächlich wird er durch Zytostatika verursacht. Kommt es dabei zu einer Permeabilitätssteigerung der alveolokapillären Membran, ist auch ein nicht-kardiogenes Lungenödem zu befürchten. Werden die verursachenden Pharmaka abgesetzt, tritt in der Regel eine schnelle Besserung ein. Zu beachten ist, dass eine Diuretika-Gabe möglichst ebenso zu vermeiden ist wie die Gabe von Glucocorticoiden, deren Nutzen ohnehin nicht zweifelsfrei belegt ist. Bei fortschreitender Alveolarschädigung kann es zu diffuser Hämorrhagie kommen. Zytostatika können auch eine allerdings seltene pulmonale venookklusive Erkrankung auslösen, die klinisch als pulmonale Hypertonie diagnostiziert wird.

Eosinophile Lungenerkrankungen

Für eosinophile Lungenerkrankungen werden heute über 100 Arzneistoffe verantwortlich gemacht, insbesondere ACE-Hemmer. Auch die eher seltenen isolierten eosinophilen Pleuraergüsse sind hier anzuführen.

Systemischer Lupus erythematodes

Derzeit scheinen etwa 80 Arzneistoffe einen systemischen Lupus erythematodes auslösen zu können. Am besten belegt ist er in Zusammenhang mit einer Medikation von Dihydralazin und Isoniazid.

Bronchiolitis obliterans mit und ohne organisierende Pneumonie (BOOP)

Eine Sonderform der hier anzuführenden Krankheitsbilder stellt die »akute fibrinös organisierende Pneumonie« dar, bei der eine bindegewebliche Umwandlung eine entzündliche Infiltration überwiegt und bei der nur ein mäßiger Nutzen von Glucocorticoiden zu erwarten ist.

Husten

Am bekanntesten ist der durch ACE-Hemmer ausgelöste Husten, unter dem – grob gemittelt – bis zu 35 % der mit dieser Wirkstoffgruppe behandelten Patienten zu leiden haben. Eine Medikation mit Angiotensin-1-Antagonisten führt jedoch nur bei etwa 3 % der Patienten zu denselben Symptomen. Hierbei handelt es sich um einen vielfach quälenden, unproduktiven Husten, der auch durch die Analgetika Fentanyl und Morphin, durch Nitrofurantoin und Methotrexat sowie durch Mycophenolatmofetil und weitere induziert werden kann.

Bronchialobstruktion

Dieses Beschwerdebild wird v. a. durch Betarezeptorenblocker verursacht. Patienten mit Asthma bronchiale leiden unter Bronchospasmus. Sie sollten auch nicht mit nichtsteroidalen Analgetika, Amiodaron, Carbamazepin, Erythromycin und weiteren, in den Tabellen 4.1 und 4.2 angeführten Arzneimitteln/-gruppen behandelt werden.

Probleme können auch auftreten, wenn Patienten mit einer Prädisposition für pulmonale Arzneimittelnebenwirkungen Phytopharmaka einnehmen, insbesondere wenn deren Zusammensetzung nicht hinreichend bekannt und darüber hinaus variierend ist. Auch hier ist mit Alveolitiden und Fibrosen, mit Bronchiolitis obliterans oder pulmonaler Hypertonie zu rechnen, dies gelegentlich sogar mit schwerem bis letalem Verlauf.

Bei allen bis hier beschriebenen Nebenwirkungen sollte das verdächtige Pharmakon abgesetzt und durch Vertreter anderer Substanzgruppen ersetzt werden, zusätzlich in Abhängigkeit vom klinischen Bild gegebenenfalls ergänzt durch Glucocorticoide. Gleichzeitig darf nicht vergessen werden, dass die Arzneimittelexposition weit zurückliegen kann und die Nebenwirkungen durch mehr als einen Wirkstoff im Sinne eines negativen Zusammenspiels verursacht sein können. Bessert sich nachweislich der Zustand nach Medikamentenkarenz, darf eine Reexposition nur nach strenger Abwägung der Schwere der abgeklungenen Nebenwirkungen wieder erwogen werden.

Pleuraerkrankungen

Unter pneumotoxischen Phamaka werden Pleurafibrosen, eine Pleuritis sicca oder exsudativa mit oder ohne zusätzlicher Betroffenheit der Lunge selbst gefunden, aber auch Pleuraergüsse, sowohl in Form eines Exsudats als auch eines Transsudats.

Tabelle 4.1: Bronchopulmonale Erkrankungen mit potenziellen medikamentösen Auslösern (Einzelsubstanzen)

Auslöser	Husten	Broncho-spasmus	Bronchiolitis obliterans ± Pneumonie (BOOP)	SLE mit pleuropul-monaler Beteiligung	eosinophile Lungen-Erkrankungen	nicht-kardiogenes Lungen-ödem	Alveolitis (Pneumo-nitis)	diffuse alveoläre Hämo-rrhagie	diffuser Alveolar-schaden/ ARDS	Lungen-fibrose
Acetylsalicylsäure					X	X			X	
Amiodaron		X			X		X	X	X	X
Amlodipin						X				
Amphotericin B			X							X
Azathioprin									X	
Beclomethason					X					
Bleomycin					X		X		X	
Bromocriptin										X
Busulfan									X	X
Carmustin									X	X
Carbamazepin		X			X		X		X	
Chlorambucil									X	
Cyclophosphamid		X							X	
Diclofenac					X					
Dihydralazin			X	X				X		
Erythromycin		X			X					
Etoposid									X	

Unerwünschte Arzneimittelwirkungen an der Lunge

Auslöser	Husten	Broncho-spasmus	Bronchiolitis obliterans ± Pneumonie (BOOP)	SLE mit pleuropul-monaler Beteiligung	eosinophile Lungen-Erkrankungen	nicht-kardiogenes Lungen-ödem	Alveolitis (Pneumo-nitis)	diffuse alveoläre Hämo-rrhagie	diffuser Alveolar-schaden/ ARDS	Lungen-fibrose
Fentanyl	X									
Filgrastim					X				X	
Gefitinib									X	
Gemcitabin		X							X	
Hydrochlorothia-zid										X
Infliximab									X	
Interleukin-2						X				
Isoniazid				X	X					
Lomustin									X	
Mercaptopurin									X	
Methotrexat	X	X			X		X		X	
Minocyclin			X		X					
Mitomycin C									X	X
Morphin	X									
Mycophenolat-mofetil	X									
Na$_2$-Cromoglicat					X					

Auslöser	Husten	Broncho-spasmus	Bronchiolitis obliterans ± Pneumonie (BOOP)	SLE mit pleuropul-monaler Beteiligung	eosinophile Lungen-Erkrankungen	nicht-kardiogenes Lungen-ödem	Alveolitis (Pneumo-nitis)	diffuse alveoläre Hämo-rrhagie	diffuser Alveolar-schaden/ ARDS	Lungen-fibrose
Nifedipin						X				
Nitrofurantoin	X						X	X	X	X
Paclitaxel		X			X				X	
Penicillamin			X		X			X	X	
Pentamidin		X								
Phenytoin					X		X	X		
Procainamid				X						
Propranolol					X					
Propylthiouracil					X			X		
Prostacyclin						X				
Simvastatin									X	
Sirolimus							X		X	
Sulfasalazin					X		X	X		X
Terbutalin (i.v.)						X				
Tetracyclin					X					

Unerwünschte Arzneimittelwirkungen an der Lunge

Tabelle 4.2: Bronchopulmonale Erkrankungen mit potenziellen medikamentösen Auslösern (Arzneimittelgruppen)

Auslöser	Husten	Broncho-spasmus	Bronchiolitis obliterans ± Pneumonie (BOOP)	SLE mit pleuro-pulmonaler Beteiligung	eosinophile Lungen-Erkrankungen	nicht-kardiogenes Lungen-ödem	Alveolitis (Pneumo-nitis)	diffuse alveoläre Hämor-rhagie	diffuser Alveolar-schaden/ARDS	Lungen-fibrose
ACE-Hemmer	X									
Antidepressiva, tricycl.		X								
Antikoagulanzien								X		
AT$_1$-Antagonisten	X									
Betablocker		X	X							
Bluttransfusion						X				
Cephalosporine					X					
Cholinesterase-H.		X								
CSE-Hemmer					X					
Fibrinolytika								X		
Goldsalze			X				X			X
GPIIb/IIIa-Inhibitoren								X		
NSAID		X	X				X			
Opiate	X	X				X				
Penicilline					X					

Auslöser	Husten	Broncho-spasmus	Bronchiolitis obliterans ± Pneumonie (BOOP)	SLE mit pleuro-pulmonaler Beteiligung	eosinophile Lungen-Erkrankungen	nicht-kardiogenes Lungen-ödem	Alveolitis (Pneumo-nitis)	diffuse alveoläre Hämor-rhagie	diffuser Alveolar-schaden/ARDS	Lungen-fibrose
Steroidhormone	X									
Sulfonamide							X			
Taxane								X	X	
Thrombozyten-aggreg.-Hemmer								X		
Zytostatika						X	X		X	X

Tabelle 4.3: *Nebenwirkungen an der Lunge*

Wirkstoff	Gruppe	häufig	sehr häufig	schwer-wiegend	Anmerkung(en)
Acemetacin	ANALG	1	0	1	vielfältig → Fachinfo!
Acetylcystein	ATEMWE	0	0	1–	selten Bronchospasmen
Acetylsalicylsäure	ANALG	0	0	1–	Atemnotanfälle
Aldesleukin	INNUN	1	1	1	Dyspnoe, Husten; Atemwegsinfektion
Amiodaron	HERZ-KR	0	0	1+	vielfältig → Fachinfo → Text!

Unerwünschte Arzneimittelwirkungen an der Lunge

Wirkstoff	Gruppe	häufig	sehr häufig	schwerwiegend	Anmerkung (en)
Amitriptylin	ZNS	0	1	1–	verstopfte Nase, sehr selten allerg. Alveolitis
Amphotericin B	INFEKT	1	0	1–	Dyspnoe; gelegentlich : Bronchospasmus
Atenolol	HERZ-KR	0	0	1–	selten Atemnot
Azathioprin	IMMUN	0	0	1–	Pneumonitis, SJS-Syndrom
Beclometason	HORMON	1	0	1–	Injektion des Atemtraktes; Husten, Bronchospasmus
Bicalutamid	ONKO	0	0	1	interstitielle Lungenerkr., Atemnot
Bisoprolol	HERZ-KR	0	0	1	gelegentlich Bronchospasmus
Bleomycin	ONKO			1+	Pneumonitis, Lungenfibrose → Text!
Bromazepam	ZNS	0	0	1	Atemdepression
Bromocriptin	ZNS	0	0	1–	Pleuraerguss, Fibrose; Kurzatmigkeit
Budesonid	HORMON	1	0	1–	Husten, selten Bronchospasmus
Busulfan	ONKO	1	0	1	interstitielle Pneumonitis
Cabergolin	ZNS	0	0	1	gelegentlich: Pleuraerguss, Lungenfibrose
Candesartan	HERZ-KR	1	0	0	Atemwegsinfektionen, Husten
Captopril	HERZ-KR	1	0	1–	vielfältig → Fachinfo!
Carbamazepin	ZNS	0	0	1–	Pneumonitis, Pneumonie, Lungenfibrose
Carmustin	ONKO	1	0	1	Lungenembolie, Pneumonie
Carvedilol	HERZ-KR	0	0	1	Asthma, Atemnot
Caspofungin	INFEKT	1	0	1	Bronchospasmus, Husten, nächtl.Dyspnoe, Lungenödem

Wirkstoff	Gruppe	häufig	sehr häufig	schwer-wiegend	Anmerkung (en)
Celecoxib	ANALG	0	1	1	Atemwegsinfektion, Husten
Certolizumab pegol	IMMUN	0	0	1	Lungenembolie, Husten, interstitielle Pneumonie
Chlorambucil	ONKO	0	0	1	interstitielle Lungenfibrose, -Pneumonie
Ciprofloxacin	INFEKT	0	0	1–	Dyspnoe, Asthmasymptome
Cisplatin	ONKO	0	0	1	sehr selten: pulmonale Fibrose (in Komb.)
Clopidogrel	BLUT-GER	0	0	1	sehr selten: Bronchospasmus, Pneumonie
Codein	ATEMWE	0	0	1	bei vorbestehender Schädigung: Lungenödem
Cotrimoxazol	INFEKT	0	0	1–	Pneumonie, respiratorische Insuffizienz
Dasatinib	ONKO	1	0	1	Atemwegsinfekt., Husten, Pneumonie
Dexrazoxan	ONKO	1	0	1	Lungenembolie, Atemwegsinfekt.
Diazepam	ZNS	0	0	1	Atemdepression, Atemstillstand
Diclofenac	ANALG	0	0	1–	Asthma, Pneumonitis, Pneumonie
Dihydralazin	HERZ-KR	0	0	1	Lupus- erythematodes disseminatus
Dihydrocodein	ATEMWE	0	0	1	Atemdepression
Doxazosin	HERZ-KR	1	0	1–	vielfältig → Fachinfo!
Doxorubicin	ONKO	1	0	1	Bronchospasmus, Strahlenpneumonitis
Doxylamin	ZNS	0	0	1	Bronchospasmus
Enalapril	HERZ-KR	1	1	1	vielfältig → Fachinfo!
Ergotamin	ZNS	0	0	1–	sehr selten: Dyspnoe

Unerwünschte Arzneimittelwirkungen an der Lunge

Wirkstoff	Gruppe	häufig	sehr häufig	schwer-wiegend	Anmerkung (en)
Erythromycin	INFEKT	0	0	1–	selten- sehr selten: Bronchospasmus, Eosinophilie
Esmolol	HERZ-KR	0	0	1–	selten: obstruktive Ventilationsstörungen
Esomeprazol	MAGEN-D	0	0	1–	Bronchospasmus
Etanercept	IMMUN	0	1	1	Bronchitis, Atemwegsinfekt., gelegentlich: pulmonale Fibrose
Etoposid	ONKO	0	0	1–	Einzelfälle: Bronchospasmus, Dyspnoe, Apnoe, pulmonale Fibrose
Everolimus	IMMUN	0	1	1	Alveolitis, Dyspnoe, Husten
Fentanyl	ANALG	1	0	1	Atemdepression, Apnoe
Filgrastim	IMMUN	1	0	1	Dyspnoe, Lungenfibrose
Fluoxetin	ZNS	0	0	1–	pulmon. Entzündung u. Fibrose
Formoterol	ATEMWE	1	0	1	Bronchospasmus
Gabapentin	ZNS	1	0	1	Atemwegsinfektionen; Bronchitis, Husten, Pneumonie
Gefitinib	ONKO	1	0	1	interstitielle Lungenerkrankungen
Gemcitabin	ONKO	1	0	1	Husten; gelegentlich interstitielle Pneumonitis
Glatiramer	IMMUN	1	1	1	Dyspnoe; Husten; Apnoe
Hydrochlorothiazid	HERZ-KR	0	0	1–	Dyspnoe, akute interstitielle Pneumoni
Ibandronsäure	BEWEG-AP	0	0	1	gelegentl.; Lungenödem
Ibuprofen	ANALG	0	0	1–	Luftnot infolge Angioödem bis Schock
Imatinib	ONKO	0	0	1	gelegentlich: Lungenödem
Infiximab	IMMUN	1	0	1	Atemwegsinfekt; gelegentlich: Lungenödem, Pleuraerguss

Wirkstoff	Gruppe	häufig	sehr häufig	schwer-wiegend	Anmerkung (en)
Interferon-α	IMMUN	1	1	1–	Husten, Dypnoe; Bronchitis
Irinotecan	ONKO	0	0	1	gelegentlich: interstitielle Lungenerkrankung; Dyspnoe
Isoniacid	INFEKT	1	0	1–	Asthma
Latanoprost	SONSTIG	0	0	1–	Asthma-Verstärkung
Leflunomid	IMMUN	0	0	1+	selten: interstitielle Pneumonitis u. U. letal
Leuprorelin	ONKO	0	0	1	selten: Blutgerinnsel i. d. Lunge, Atemnot
Levofloxacin	INFEKT	0	0	1–	Bronchospasmus, Dyspnoe
Lisinopril	HERZ-KR	1	0	1–	Bronchospasmus, Alveolitis, Pneumonie
Lomustin	ONKO	0	0	1–	selten: diffuser Alveolarschaden
Lorazepam	ZNS	0	0	1	Atemdepression, Apnoe
Mercaptopurin	ONKO				sehr selten: diffuser Alveolarschaden
Metamizol	ANALG	0	0	1	analgetikainduziertes Asthma
Methotrexat	ONKO	1	0	1+	trockener Reizhusten, Dyspnoe, selten: interstitielle Pneumonitis, Alveolitis u. U. letal
Methylphenidat	ZNS	1	0	0	Husten
Metoprolol	HERZ-KR	1	0	0	Atemnot
Minocyclin	INFEKT	1	0	1–	Atemnot, Bronchospasmus
Mitomycin	ONKO	0	0	1	u. a. interstitielle Pneumonie (unklare Häufigkeit)
Molsidomin	HERZ-KR	0	0	1–	Bronchospasmus, Asthma

Unerwünschte Arzneimittelwirkungen an der Lunge

Wirkstoff	Gruppe	häufig	sehr häufig	schwer-wiegend	Anmerkung (en)
Morphin	ANALG	0	0	1	Bronchospasmus, Dyspnoe
Moxifloxacin	INFEKT	0	0	1	Dyspnoe, Asthma
Mycophenolatmofetil	IMMUN	1	0	1	Pneumonitis, Atemwegsinfekt., Pleuraerguss, Dyspnoe
Na₂-Cromoglicat	ATEMWE	0	0	1–	gelegentlich: Bronchospasmus
Nebivolol	HERZ-KR	1	0	1	Dyspnoe, Bronchospasmus
Nifedipin	HERZ-KR	0	0	1–	Atemnot, Bronchospasmus, u. U. letal!
Nitrofurantoin	INFEKT	0	1	1	interstitielle Pneumonie, Lungenfibrose
Ofloxacin	INFEKT	0	0	1–	Atemnot, Bronchospasmus, Pneumonitis
Oxcarbazepin	ZNS	0	0	1–	sehr selten: Dyspnoe, Bronchospasmus...
Paclitaxel	ONKO	0	0	1	gelegentlich: Atemnot, interstitielle Pneumonie, Lungenfibrose
Paracetamol	ANALG	0	0	1–	Bronchospasmus, »Analgetika-Asthma«
Pencillamin	ANALG	0	0	1	sehr selten: Lungeninfiltrate, fibrose Alveolitis
Pentamidin	INFEKT	0	0	1–	selten: eosinophile Pneumonie, Pneumothorax
Phenytoin	ZNS	0	0	1–	sich verschlechternde Ateminsuffizienz
Pioglitazon	METABOL	1	0	0	infektiöse Bronchitis, Atemnot
Pregabalin	ZNS	0	0	1	Lungenödem
Promethazin	ZNS	0	0	1	Atemdepression
Propranolol	HERZ-KR	0	0	1	Atemnot
Propylthiouracil	HORMON	0	0	1–	interstitielle Pneumonie (unklare Häufigkeit)

Wirkstoff	Gruppe	häufig	sehr häufig	schwer-wiegend	Anmerkung (en)
Ramipril	HERZ-KR	1	0	1–	trockener Husten; Bronchospasmus, Atemnot
Risperidon	ZNS	1	0	1	Dyspnoe, Atemwegsinfektionen, Pneumonie, Aspiration
Salbutamol	ATEMWE	0	0	1–	paradoxer Bronchospasmus
Simvastatin	METABOL	0	0	1–	Dyspnoe (unklare Häufigkeit)
Sirolimus	ONKO	1	0	1	Pneumonie, Pneumonitis, Pleuraerguss...
Sotalol	HERZ-KR	1	0	1–	Dyspnoe; allergische Bronchitis
Sulfasalazin	ANALG	0	0	1–	sehr selten: Bronchiolitis obliterans
Tamaxifen	ONKO	0	0	1–	sehr selten: interstitielle Pneumonitis
Terbutalin	ATEMWE	0	0	1	paradoxer Bronchospasmus (unklare Häufigkeit)
Timolol	SONSTIG	0	0	1	Bronchospasmus, Ateminsuffizienz
Tiotropiumbromid	ATEMWE	0	0	1–	Bronchospasmus bei inadäquater Infektion
Tobramycin	INFEKT	0	0	1	selten: Atemdepression, bis Atemstillstand
Trimipramin	ZNS	0	0	1	interstielle Pneumonie
Venlafaxin	ZNS	0	0	1–	pulmonale Eosinophilie
Verapamil	HERZ-KR	0	0	1	Bronchospasmus

Tabellenlegende: In den Tabellenspalten »häufig«, »sehr häufig« (vgl. Definitionen) und »schwerwiegend« bedeutet:
1 = häufig, Häufigkeit nicht bekannt bzw. schwerwiegende Nebenwirkung(en) vorkommend
1+ = sehr häufig, bzw. lebensbedrohlich
1– = selten, sehr selten, nur Einzelfälle beschrieben bzw. leichte(re) Nebenwirkung

Die Häufigkeitsangaben für Arzneimittelnebenwirkungen sagen definitionsgemäß Folgendes aus:

- sehr häufig bedeutet ≥ 10 %
- häufig bedeutet ≥ 1 % bis < 10 %
- gelegentlich bedeutet ≥ 0,1 % bis < 1 %
- selten bedeutet ≥ 0,01 % bis < 0,1 %
- sehr selten bedeutet > 0,01 %

(inkl. Einzelfälle)

Für die Spalte »Gruppe« bedeuten die entsprechenden Abkürzungen:

Abkürzung	Wirkort(e)/ Wirkweise
ANALG	Schmerzbekämpfung
INFEKT	Infektiologie (Antibiotika, Antimykotika, Virustatika)
ATEMWE	Atemwege
BLUT-GER	Blut/Gerinnungssystem
HERZ-KR	Herz-/Kreislaufsystem
HORMON	Hormonelles System
MAGEN-D	Magen-Darm-Trakt
BEWEG-AP	Bewegungsapparat, Muskulatur
METABOL	Metabolisierung
IMMUN	Immunstimulation/-suppression
ONKO	Onkologie
ZNS	ZNS-wirksame Pharmaka
SONSTIG	Sonstige Pharmakagruppe

5 Unerwünschte Arzneimittelwirkungen an den Nieren

Hartmut Morck

Praktisch jedes Medikament kann die Nieren schädigen. Tückisch ist, dass dies zunächst keine Schmerzen oder sonstigen Probleme bereitet. Dabei kann die nephrotoxische Dauerattacke das Organ irreversibel schädigen.

Die Niere ist aufgrund ihrer physiologischen Aufgaben besonders anfällig für unerwünschte Arzneimittelwirkungen. Mit 120 bis 200 g pro Niere macht das Organ zwar gewichtsbezogen nur 0,4 % des Körpergewichts aus, die Nieren werden aber von 20 bis 25 % des Herzzeitvolumens Blut durchströmt. Dies führt zu einer hohen Exposition gegenüber im Blut transportierten Arzneistoffen.

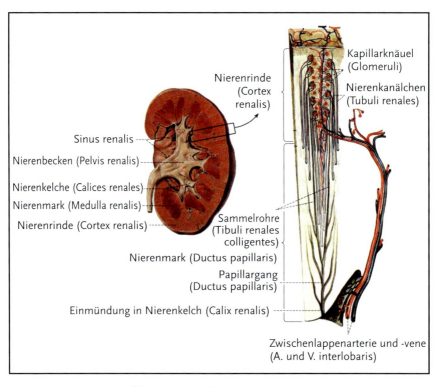

Abb. 5.1: *Anatomische Übersicht der Niere*

Daneben hat die Niere eine sehr große Endotheloberfläche, an der sich leicht Immunkomplexe anlagern können. Im Tubulus und im Nierenmark werden bei der Urinkonzentrierung aufgrund der physiologischen Gegebenheiten hohe Belastungen mit Arzneistoffen erreicht.

Eine Hauptaufgabe der Niere ist die Harnbildung. Dieser komplexe Prozess erfüllt mehrere lebenswichtige Funktionen:

- Exkretion: Ausscheidung harnpflichtiger Endprodukte des Stoffwechsels, z. B. Harnstoff und Harnsäure; Ausscheidung von Fremdstoffen, z. B. Giften, Arzneistoffen und deren Metaboliten;
- Konservierung: Filtration des Primärharns unter Rückhaltung von Blutzellen und Plasmaproteinen sowie Rückgewinnung wichtiger Substrate wie Glucose und Aminosäuren durch tubuläre Rückresorption;
- Kontrolle des Wasser- und Elektrolythaushaltes: geregelte Ausscheidung von Wasser und Elektrolyten wie Natrium- und Kaliumionen, die für die Konstanthaltung des extrazellulären Flüssigkeitsvolumens (Isovolämie), der osmotischen Konzentration (Isotonie) und des Ionengleichgewichts (Isoionie) erforderlich ist;
- Kontrolle des Säure-Basen-Haushalts: geregelte Ausscheidung von Protonen und Bicarbonat zur Aufrechterhaltung der pH-Homöostase (Isohydrie).

Zudem ist das Organ beteiligt am Abbau von Plasmaproteinen wie Albumin und Lysozym sowie von Peptidhormonen wie Insulin und Parathormon. Die Protease Renin wird von den Nierengefäßen gebildet; über das Renin-Angiotensin-Aldosteron-System wird der Blutdruck maßgeblich reguliert. Außerdem werden in den Nieren Hormone wie Calcitriol und Erythropoietin synthetisiert sowie die Gluconeogenese gesteuert.

Harnbildung im Nephron

Die paarig angeordneten, bohnenförmigen Nieren liegen unterhalb des Zwerchfells beiderseits der Wirbelsäule retroperitoneal zwischen dem Bauchfell (Peritoneum) und der hinteren Bauchwand. Eine erwachsene Niere ist etwa 10 bis 12 cm lang und hat einen Querdurchmeser von etwa 5 bis 7 cm. Sie ist von einer derben bindegewebigen Kapsel überzogen. Im Inneren unterscheidet man die Rinde (Cortex renis) und das Mark (Medulla renis). Jede Niere wird von einer der Aorta entstammenden Arteria renalis mit Blut versorgt; die Nierenarterien zweigen sich zu einem feinen Kapillarnetz auf.

Ort der Harnbildung ist das Nephron, das aus dem Nierenkörperchen mit dem Glomerulus (Knäuel aus Kapillargefäßen) und dem Tubulusapparat besteht. Im Glomerulus wird der Primärharn gebildet, und im Tubulusapparat findet durch Resorptions- und Sekretionsprozesse die Umwandlung in den Endharn statt. Alle Nierenkörperchen liegen in der Nierenrinde, der Tubulusapparat ragt bis in die innere Zone des Marks hinein. Jede menschliche Niere enthält etwa eine Million dieser harnbildenden Systeme.

Vom Ergebnis her gesehen, ist die Niere primär ein Resorptionsorgan. Rund 180 l Flüssigkeit laufen jeden Tag durch die Nieren, aber nur 1 bis 2 Liter werden renal ausgeschieden. Dies erklärt, warum selbst kleine Veränderungen in der Regulation der Nierenleistung große Effekte haben können.

Nierenschädigungen verursachen in der Regel keine Schmerzen. Daher werden durch Arzneistoffe verursachte Nierenschäden häufig übersehen oder zu spät bemerkt – oft erst, wenn ein akutes Nierenversagen eintritt. Nierenschäden lassen sich in der Regel nur am plötzlichen Kreatinin-Anstieg erkennen.

Treten Schmerzen im Bereich der Niere auf, liegt meist eine Nierenbeckenentzündung (Pyelonephritis) vor, die im Normalfall nur eine Niere betrifft. Auslöser sind häufig Harnsteine, die den Urinabfluss behindern und damit den Nährboden für Bakterien liefern. Typische Symptome sind dumpfe krampfartige Schmerzen in der seitlichen Bauchregion, verbunden mit Abgeschlagenheit, Appetitlosigkeit und Fieber. Nierenschmerzen können aber auch kardiale Gründe haben, z. B. einen embolischen Niereninfarkt bei Patienten mit Vorhofflimmern.

Bei jedem Patienten mit akutem Nierenversagen ist zunächst abzuklären, wo die Ursache liegt. Man unterscheidet das prärenale (funktionelle), renale und das postrenale Nierenversagen. Häufigste Ursache des prärenalen Versagens ist der Schock. Postrenale Störungen entstehen beispielsweise infolge von Blasenentleerungsstörungen und Harnwegsobstruktion. Ist die Niere direkt betroffen, spricht man vom intrarenalen Nierenversagen. Um diese Form geht es im Folgenden.

Alle Arzneistoffe sind potenziell nephrotoxisch

Arzneimittel sind mit 30 % die häufigste Ursache für ein akutes Nierenversagen. Im Prinzip kann jeder Arzneistoff Nierenschäden verursachen. Häufig sind sie allergisch und immunologisch bedingt. Sie können aber auch toxischer Natur sein, wenn nierengängige Arzneistoffe, z. B. Zytostatika, zelltoxisch wirken, das heißt die Membranen oder die Zellen in ihrem Stoffwechsel schädigen.

Diagnostisch wird ein Nierenschaden häufig durch einen Anstieg des Serumkreatinins auf 300 µmol/l (Referenzbereich 44 bis 88 µmol/l) erkannt, der sich mit einer Nierensonographie oder einer Computertomographie bestätigen lässt. Nur selten ist eine Nierenbiopsie indiziert.

In der Regel werden Arzneimittel-induzierte Nierenschäden nicht direkt nach der Medikamenteneinnahme offensichtlich, obwohl sich die Schädigung mit einem ansteigenden Kreatininwert ankündigt. Anders sieht es bei einem akuten Nierenversagen aus, das innerhalb weniger Tage auftreten kann, beispielsweise nach der Einnahme gefäßdilatierender Substanzen wie Antihypertensiva, durch anaphylaktische Reaktionen sowie durch renalen Flüssigkeitsmangel infolge einer Diuretikatherapie oder gastrointestinalem Flüssigkeitsverlust.

Wird der Nierenschaden nicht rechtzeitig erkannt und behandelt, droht ein Organversagen bis hin zur Insuffizienz. Die Prävalenz der terminalen dialysepflichtigen Niereninsuffizienz liegt in den Industrieländern bei 500 bis 1000, in Deutschland bei 720 pro einer Million. Das bedeutet, dass in Deutschland rund 60 000 Patienten dialysepflichtig sind.

70 % der Nierenschäden sind dosisabhängig, das heißt vorhersehbar, weil sie mit der pharmakologischen Wirkung der Substanzen erklärt werden können. Sie lassen sich im Umkehrschluss durch Dosisreduktion vermeiden. 20 % der Schäden sind nicht dosisabhängig und auch nicht mit der Wirkung der Substanzen erklärbar. Hier sind immunologische Reaktionen wie eine Überempfindlichkeit beziehungsweise allergische Reaktion, die Agranulozytose mit einer toxischen hochgradigen Verminderung der Granulozyten oder eine akute Porphyrie zu nennen. Letztere ist eine durch einen genetisch bedingten Enzymdefekt verursachte seltene Krankheit, bei der es zu einer typischen Rotfärbung des Urins kommt.

Eine Frage muss bei einer akuten Nierenschädigung immer zuerst gestellt werden: Welche Arzneimittel nimmt der Patient ein? Meist gibt es eine unschädlichere Alternative (Tabelle 5.1). Arzneimittel können an fünf Angriffspunkten – Gefäßen, Glomerulus, Tubuluszellen, Tubuluslumen und Interstitium – nephrotoxisch wirken.

Tabelle 5.1: *Substanzen, bei denen nach 3 bis 30 Tagen eine Kreatininkontrolle empfohlen wird*

Wirkstoffe	Mechanismus, Krankheitsbild	Alternativen
Antibiotika		
Rifampicin	akute interstitielle Nephritis	Rifabutin
Cotrimoxazol	Hemmung der Kreatinin-Sekretion	Gyrasehemmer
Aminoglykoside	tubuläre Proteinsynthese	andere Antibiotika
Penicilline	akute interstitielle Nephritis	andere Antibiotika
Cephalosporine	akute interstitielle Nephritis	andere Antibiotika
Amphotericin B	Tubulotoxizität am Na-Mg-Kanal	Voriconazol, Caspofungin
Antivirale Substanzen		
Foscarnet	Tubulotoxizität	andere Virustatika
Cidofovir	Tubulotoxizität	andere Virustatika

Wirkstoffe	Mechanismus, Krankheitsbild	Alternativen
Indinavir	akute interstitielle Nephritis	andere Virustatika
Analgetika		
NSAR	akute interstitielle Nephritis	Paracetamol, Metamizol
Paracetamol	Glutathion-Hemmung	Metamizol
Antihypertensiva		
ACE-Hemmer, AT1-Blocker	Senkung der Nierendurchblutung	andere Antihypertensiva
Lipidsenker		
Statine, Fibrate	tubuläre Obstruktion	eventuell Ezetimib
Immunsuppressiva		
Ciclosporin und Tacrolimus	Vasokonstriktion, interstitielle Fibrose, Vaskulopathie etc.	Mycophenolat, Sirolimus, Everolimus, Prednisolon
Mesalazin	interstitielle Nephritis	Azathioprin, Prednisolon
Diuretika		
Furosemid	immunologische Reaktion	Torasemid
Zytostatika, Zytokine		
Cisplatin, Carboplatin	Tubulotoxizität	andere Zytostatika
Mitomycin	thrombotische Mikroangiopathie	andere Zytostatika
Interferon	Glomerulonephritis	andere Zytostatika
Imatinib	Tubulotoxizität	andere Zytostatika
Naturheilmittel		
Chinesische Kräuter	interstitielle Nephritis (durch Aristolochiasäure verursacht)	weglassen
Psychopharmaka		
Lithium	Diabetes insipidus, interstitielle Nephritis	andere Psychopharmaka
Aufgeführt sind Arzneistoffe, die klinisch durch Nierenschäden aufgefallen sind. Die Auflistung ist nicht abschließend, vielmehr wird sie bei neuen Meldungen fortgeschrieben. Die genannten Alternativen sind Empfehlungen. Jeder Arzt muss selbst entscheiden, welche Alternative er bei Nierenschäden einsetzt.		

Daran sind vier Mechanismen beteiligt: vaskuläre, Tubulus-toxische, Tubulus-obstruktive und immunologisch interstitielle. Inwieweit die ausgelösten Nierenschäden reversibel sind, hängt von deren Grad ab. Das heißt für die Praxis: Bei der Medikation mit Arzneistoffen, die bekanntlich Nierenschäden auslösen können, sollte eine kontinuierliche Kontrolle der Nierenfunktion stattfinden, um irreversible Schäden beziehungsweise eine Dialysepflicht zu vermeiden.

Angriff auf die renalen Blutgefäße

An den renalen Blutgefäßen können z. B. Ciclosporin und Tacrolimus eine präglomeruläre Vasokonstriktion auslösen. Dadurch kommt es zu einem Abfall der glomerulären Filtrationsrate (GFR), die angibt, wie viel Kreatinin die Niere pro Zeiteinheit aus dem Blut in den Urin transportieren kann (siehe Kasten). Ein Abfall der GFR bedeutet, dass ausscheidungspflichtige Stoffe nicht schnell genug ausgeschieden werden und im System kumulieren, was toxische Folgen haben kann.

Den gleichen Effekt haben ACE-Hemmer und Sartane (AT_1-Hemmer), die postglomerulär infolge einer Vasodilatation einen Perfusions- und GFR-Abfall verursachen können. Um dieses Risiko zu vermeiden, sollte die GFR während der Therapie regelmäßig bestimmt werden, um die Dosierung der Arzneimittel anzupassen.

Gefährlicher, aber glücklicherweise seltener, sind durch Ciclosporin, Tacrolimus und Mitomycin ausgelöste thrombotische Mikroangiopathien. Klinisch können diese mit einer intravaskulären Hämolyse, einer Thrombopenie und verschiedenen Organmanifestationen einhergehen und zum Nierenversagen führen. Häufig ist eine intensivmedizinische Intervention mit Plasmaaustausch notwendig.

Prostaglandine, v. a. PGE_2, PGF_2 und PGI_2 (Prostacyclin), aber auch Thromboxan spielen eine zentrale Rolle in der Regulation der Nierenfunktion. Sie gelten als Garanten für eine ausreichende Nierenperfusion. Während die Prostaglandine eine renale Vasodilatation und Steigerung des renalen Blutflusses verursachen, bewirkt Thromboxan eine Vasokonstriktion, drosselt den Blutfluss und damit die GFR. Das bedeutet: Ebenso wie an den peripheren Gefäßen gibt es in der Niere einen funktionellen Antagonismus von Prostacyclin und Thromboxan. Die vasodilatierenden Prostaglandine wirken in der Niere den vasokonstriktorischen Effekten von Thromboxan, Angiotensin II, Noradrenalin und Vasopressin entgegen.

Die Stimulation der Prostaglandinsynthese durch die Cyclooxygenasen – und in der Folge die Vasodilatation – ist besonders wichtig bei Volumenmangel infolge von Diarrhö oder Erbrechen und bei sinkendem renalen Blutfluss, z. B. bei Herzinsuffizienz oder Leberzirrhose. Nimmt der Patient COX-Hemmer wie nichtsteroidale Antirheumatika oder Analgetika (NSAR) ein, wird die Nierenfunktion eingeschränkt. In der Folge steigen die Vorlast und der Blutdruck, es bilden sich Ödeme und eine Hyperkaliämie. Inzwischen ist nachgewiesen, dass die kardioprotektive Wirkung von ACE-Hemmern und Sartanen durch gleichzeitige Gabe von COX-Hemmern abgeschwächt werden kann.

Alte Patienten, deren Nierenfunktion physiologisch eingeschränkt ist, und Patienten mit bestehendem Nierenleiden oder nephrotoxischer Comedikation sind besonders gefährdet. In solchen Fällen sollte die Dosis der COX-Hemmer reduziert oder alternativ auf Paracetamol oder Metamizol zur Analgesie ausgewichen werden. Die häufig noch vertretene Annahme, dass selektive COX-2-Hemmer Vorteile für die Niere hätten, hat sich nicht bestätigt, im Gegenteil. Da die COX-2 nierenprotektiv wirkt, kann deren Hemmung einen Schaden eher noch provozieren. Dies wurde besonders bei einer postoperativen Analgesie mit COX-2-Hemmern klinisch deutlich.

GFR und Kreatinin-Clearance

Als Maß für die glomeruläre Filtrationsrate (GFR) der Niere dient die Kreatinin-Clearance. Diese sagt aus, wie viel Kreatinin (als stellvertretender Marker für andere Stoffe) die Niere pro Zeiteinheit vom Blut in den Urin transportieren kann. Die Normwerte hängen vom Alter und Geschlecht ab. Die Clearance sinkt mit jeder Lebensdekade ab (um etwa 5 ml/min/1,73 m^2). Als Faustregel gilt: Ein 70-jähriger Mann hat, im Vergleich zum 30-jährigen, normalerweise eine Abnahme der GFR um etwa 25 %. Die Kreatinin-Clearance wird nicht gemessen, sondern errechnet. Meist erfolgt dies nach der mathematischen Formel von Cockroft und Gault, in die Serum-Kreatinin, Alter des Patienten, Geschlecht (Korrektur mit einem Faktor) und Körpergewicht einfließen. Eine Alternative bieten die MDRD-Formeln in einer vereinfachten oder erweiterten Form (MDRD: "modification of diet in renal disease"). Mit diesen Werten lässt sich die Nierenfunktion in etwa abschätzen.

Die arzneimittelbedingten Effekte an den Nierengefäßen vermindern die Durchblutung der Nieren, was bis zu einem akuten Nierenversagen eskalieren kann. Im frühen Stadium werden weniger als 500 ml pro Tag ausgeschieden. Später hört die Urinausschüttung ganz auf, mit der Folge von Bein-, Lungen- und Hirnödemen. Unter Umständen kann eine Urämie entstehen. Allgemeine Symptome sind Schwäche, Bewusstseinsstörungen, Juckreiz und ubiquitäre Entzündungen. Erst in der Spätphase kommt es zu einer massiven Urinausscheidung. Die Prognose für die Patienten ist im frühen Stadium gut, im späten Stadium bei einer 50%igen Letalität schlecht. Deshalb ist es wichtig, die Schädigung beziehungsweise die Abnahme der Nierenfunktion durch Kontrolle von Kreatinin-Clearance oder GFR möglichst früh zu erkennen. Die Therapie eines möglichen manifesten akuten Nierenversagens hat zum Ziel, die Flüssigkeits- und Elektrolytbalance durch Zufuhr von Kochsalz und Flüssigkeit oder durch Gabe von Erythropoietin wiederherzustellen oder beizubehalten, bevor eine Dialyse notwendig wird.

Glomerulus

Schäden im Glomerulus (Glomerulonephritiden) sind selten und meistens immunologisch und durch Immunglobulin-Ablagerungen gekennzeichnet. So kann es unter der Therapie mit Penicillamin zu einer Proteinurie und zum Abfall der GFR kommen. Dagegen provoziert Interferon eine rapid progressive Glomerulonephritis, bei der sich die eingeschränkte Nierenfunktion durch eine Therapie mit hoch dosiertem Prednisolon, Cyclophosphamid und Mesna nicht mehr normalisieren lässt.

Tubuluszellen sind sensibel

Tubuluszellen reagieren besonders sensibel auf zytotoxische Substanzen wie *Cisplatin* und *Foscarnet*. In einer 1996 veröffentlichten, in Madrid durchgeführten Studie von Liano wurde eine akute Tubulusnekrose (ATN) bei 45 % der 748 eingeschlossenen Patienten mit akutem Nierenversagen diagnostiziert. Die hohe Inzidenz der ATN wird darauf zurückgeführt, dass die Obstruktion einer verhältnismäßig kleinen Zahl von Zellen im Sammelrohr zu einem Filtrationsstopp in vielen Nephronen führt. Dazu kommt eine durch exogene Stoffe verursachte Endothelschädigung, die schwere Störungen des mikrovaskulären Blutflusses auslösen kann. In der Folge kommt es zu einer verminderten renalen Durchblutung, einer renalen Hypoxie und zur tubulären Ischämie, was wiederum die GFR vermindert.

Aminoglykoside provozieren bei einer parenteralen Applikation länger als vier Tage eine intrazelluläre Zerstörung der lysosomalen Phospholipidstrukturen. Zur Prävention der Aminoglykosid-Nephrotoxizität kann die tägliche Einmalgabe beitragen. Die proximal tubuläre Aufnahme des Aminoglykosids ist sättigbar. Eine höhere Einmaldosis erhöht daher nicht die Toxizität. Generell ist eine engmaschige Blutspiegelkontrolle zu empfehlen.

Eine relativ häufige Ursache für iatrogen bedingtes, akutes Nierenversagen sind Iod-haltige Röntgenkontrastmittel. Diese führen über eine Aktivierung von freien Sauerstoffradikalen zur Bildung von Phospholipidperoxiden, was Zellwandschäden mit anschließender Apoptose provoziert. Um diese Schäden zu vermeiden, sollten vor der Gabe des Kontrastmittels mindestens 500 ml 0,9 %ige Natriumchlorid-Lösung infundiert werden. Der damit verbundene Verdünnungseffekt vermindert die Toxizität der Kontrastmittel und verhindert eine Minderperfusion der Niere. Auch die Gabe von antioxidativ wirksamen Substanzen, z. B. von Acetylcystein (ACC) mit einer Dosierung von zweimal 600 mg peroral am

Vortag oder intravenös 1200 mg unmittelbar vor Applikation der Kontrastmittel, kann deren Zytotoxizität vermindern.

Als neue Alternative wird inzwischen auch Mesna (Mercapto-Ethan-Sulfonat-Natrium) empfohlen. Zwei Stunden vor der Kontrastmittelgabe sollen zunächst 500 ml 0,9 %ige Natriumchlorid-Lösung gegeben und unmittelbar vor und während der Kontrastmittelgabe 1600 mg Mesna in 500 ml Natriumchlorid-Lösung infundiert werden. Diese Prophylaxe soll wirksamer sein als ACC oder alleinige Natriumchlorid-Lösung.

Weitere Stoffe, die die Tubuluszellen schädigen, sind die schon bei den Gefäßschädigungen erwähnten NSAR, Ciclosporin, Tacrolimus und Amphotericin B.

Einengung im Tubuluslumen

Schäden im Tubuluslumen entstehen in der Regel durch Obstruktionen. Klassisches Beispiel ist Aciclovir, das bei zu schneller intravenöser Gabe und zu hohen Dosierungen im Tubulus kristallisiert und ausfällt.

Eine Verstopfung der Niere durch Myoglobin ist dann zu erwarten, wenn es unter der Therapie mit Statinen oder Fibraten als Cholesterolsenker zu einer Rhabdomyolyse kommt. Das Krankheitsbild wird auch als Verstopfungsniere bezeichnet. Auch Sulfonamide und Methotrexat wirken tubuloobstruktiv.

Schäden im Interstitium

Alle Arzneimittel, die allergische Reaktionen auslösen, können eine interstitielle Nephritis verursachen, die die Folge einer T-Zell-vermittelten Hypersensitivitätsreaktion ist. Charakterisiert wird die interstitielle Nephritis durch lymphozytäre Infiltrate im Interstitium (Zellzwischenraum), die mikroskopisch nachweisbar sind. Auch bei der Gabe von Bisphosphonaten wird inzwischen eine interstitielle Nephritis diskutiert (Roter-Hand-Brief März 2010 zu Zoledronsäure).

Die nachweisbare Nierenfunktionsverschlechterung ist in der Regel reversibel. Typischerweise kommt es wenige Tage bis im Mittel etwa zwei Wochen nach Einnahme der auslösenden Substanz zur Verschlechterung der Nierenfunktion mit geringer Proteinurie und auffälligem Urinsediment. Gehäuft wird dies bei den NSAR beobachtet. Daneben sind Aciclovir, Sulfonamide, Rifampicin, Penicilline wie Methicillin, Penicillin G und Ampicillin, Allopurinol, Thiazide, Interferon sowie Lithium und Aristolochia clematis, aber auch Diuretika, H_2-Blocker, Protonenpumpenblocker und Allopurinol zu nennen. All diese Arzneistoffe können eine interstitielle Nephritis verursachen.

Analgetika-Nephropathie

Die bisherige Darstellung zeigt, dass die NSAR einen großen Anteil an Arzneimittel-bedingten Nierenschäden haben. Daher hat man den Begriff Analgetika-Nephropathie (AN) geschaffen. Der chronische Prozess ist gekennzeichnet durch eine renale Papillennekrose, die in eine chronische interstitielle Nephritis übergeht. Die Genese der Nierenschädigung nach Gabe von NSAR wurde im Abschnitt »Angriff auf die renalen Blutgefäße« bereits erklärt.

1953 beschreiben der Arzt Otto Spühler und der Pathologe Hans-Ulrich Zollinger erstmals eine chronische interstitielle Nephritis, die mit dem langjährigen Gebrauch des Analgetikums Saridon® (Phenacetin 250 mg, Isopropylantipyrin 150 mg, Coffein 50 mg und Pyrithyldion 50 mg) in Zusammenhang gebracht werden konnte. Ähnliche Arbeiten mit dem gleichen Ergebnis folgten. Es kristallisierte sich heraus, dass Phenacetin der gemeinsame Verursacher der AN sein könnte. Aufgrund dieser Annahme wurde Phenacetin aus den Präparaten herausgenommen – in Schweden und Kanada gesetzlich erzwungen, in Deutschland freiwillig.

In der Folge nahm die Inzidenz der AN allmählich ab. Dennoch ist bis heute nicht bewiesen, ob Phenacetin alleine für deren Häufung verantwortlich gemacht werden kann, denn in Tierexperimenten war es schwierig, mit Phenacetin oder Paracetamol alleine eine Nephropathie zu provozieren. Dies gelang erst mit der Kombination von Phenacetin und Acetylsalicylsäure oder mit ASS alleine. Kritiker machen bis heute ASS-haltige Schmerzmittel für die AN verantwortlich. In Kombination mit Paracetamol und Coffein soll das Risiko noch potenziert werden. Die abschließende Klärung der Kausalität einer AN steht noch aus.

In Deutschland ist die Inzidenz der AN seit der Rücknahme von Phenacetin aus den Analgetika Mitte der 1970er-Jahre stark rückläufig. 1996 lag die Prävalenz bei circa 3 %; das sind etwa 2400 Patienten.

Die Vermutung, dass ASS bei den Nierenschäden eine wesentliche Rolle spielen könnte, wirft die Frage auf, ob auch unter der Sekundärprophylaxe mit 100 mg ASS täglich Nierenschäden auftreten können. Bisher liegen keine Beweise vor, dass die Dauereinnahme von niedrig dosierter ASS die Niere schädigen könnte. Wird trotzdem ein Nierenschaden unter der Einnahme diagnostiziert, sollten primär die Grund- oder Begleiterkrankungen wie Bluthochdruck oder Diabetes dafür verantwortlich gemacht werden.

Diuretika und chinesische Heilkräuter

Diuretika wie Furosemid und Thiazide gehören bei Bluthochdruck zur Basistherapie. Obwohl diese Stoffe über die Niere wirken und eine Wasserausschwemmung aus den Ödemen einleiten sollen, können sie auch Nierenschäden verursachen. Diese sind in der Regel allergischer und immunologischer Art und führen häufig auch zu Symptomen auf der Haut, z. B. Juckreiz, Urtikaria, Purpura (kleine Einblutungen der Haut) und Exanthemen.

Als Alternative zu Furosemid bietet sich Torasemid an, bei dem zwar leichte Erhöhungen des Kreatininwerts beobachtet werden, aber keine Nierenfunktionsstörungen aufgrund allergischer oder immunologischer Reaktionen. Die unter Furosemid und Thiaziden beobachteten Nierenschädigungen können also nicht als Gruppeneffekt der Diuretika angesehen werden.

Bekanntlich bergen auch Phytopharmaka Risiken; dies gilt auch für Arzneimittel der traditionellen chinesischen Medizin. Diese Problematik sei nur anekdotisch erwähnt: In einer Studie aus Taiwan wurden Anwender chinesischer Heilkräuter zwischen 1985 und 2000 registriert. Dabei war unter den 6500 einbezogenen Verwendern eine signifikant höhere Mortalitätsrate durch urologische Krebsarten und ein erhöhtes Risiko für chronische Nierenschäden als unter der Nichtanwendern zu verzeichnen. Die Analyse ergab, dass die Komplikationen wahrscheinlich auf die in den Kräutern enthaltene Aristolochiasäure zurückgehen.

6 Unerwünschte Arzneimittelwirkungen an der Leber

Christian Ude

Die Leber ist das zentrale Organ im Intermediärstoffwechsel des menschlichen Organismus und somit auch maßgeblich am Metabolismus von Arzneistoffen beteiligt. Jeder oral aufgenommene Arzneistoff passiert die Leber unmittelbar nach der Resorption im Zuge des First-Pass-Effektes (siehe unten), noch bevor der systemische Kreislauf und damit andere Organe erreicht werden. Aus diesem Grunde ist im Besonderen die Leber häufiger als erwartet von leichten Schädigungen durch Arzneistoffe betroffen, als dies bei anderen Organen der Fall ist. Diese leichten Reaktionen der Leber bleiben nicht selten

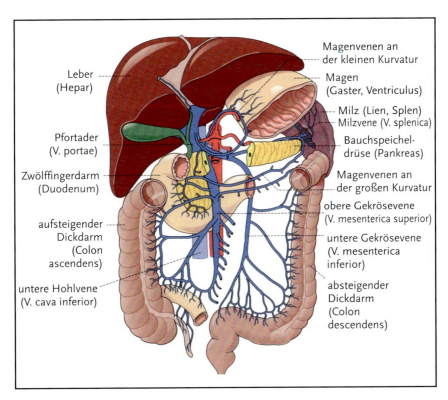

Abb. 6.1: *Anatomische Übersicht Leber und Gastrointestinaltrakt*

unerkannt und regulieren sich sehr häufig von selbst. Ein Beispiel hierfür kann eine mäßige Erhöhung von Serum-Transaminasen bei dem Therapiebeginn mit Statinen sein.

Glücklicherweise sind schwere Leberschäden sehr selten. Sie sind jedoch keinesfalls zu unterschätzen oder zu vernachlässigen. Wenn sie auftreten, droht dem Patienten häufig Lebensgefahr. Sie sind der Hauptgrund, weswegen potenziell neue Wirkstoffe keine Zulassung erhalten bzw. bereits in frühen klinischen Studien scheitern. Arzneimittelbedingte Leberschäden sind weiterhin ein Hauptgrund für ein akutes Leberversagen, was in der Regel – bei nicht unmittelbar tödlichem Ausgang – eine Transplantation des Organs notwendig macht. Epidemiologische Daten zu dieser Thematik sind kaum vorhanden. Eine prospektive Studie in Frankreich über drei Jahre konnte bei 14 von 100.000 Patienten Leberschäden aufgrund von Arzneimitteleinnahmen detektieren. Aktuelle Schätzungen gehen von einer Inzidenz im Bereich von 1 in 10.000 bis 100.000 Fällen aus, wobei der Wirkstoff Paracetamol maßgeblich an diesen Fällen beteiligt ist. Neben Paracetamol schädigen v. a. bestimmte Antibiotika und nichtsteroidale Antirheumatika (NSAR) sowie einige ZNS-aktive Substanzen die Leber.

Eine jüngst publizierte Studie schätzt für die Bewohner Islands eine Inzidenz von 19 arzneimittelinduzierten Leberschädigungen pro 100.000 Personen, wobei Paracetamol hier nicht berücksichtigt wurde. Mit Abstand am häufigsten war Amoxicillin/Clavulansäure Auslöser der Hepatotoxizität, daneben Diclofenac, Azathioprin, Infliximab und Nitrofurantoin. Die höchste Lebertoxizität wird den allerdings selten verwandten Wirkstoffen Azathioprin und Infliximab zugeschrieben.

Unerwünschte Arzneimittelwirkungen mit einer Inzidenz dieser Größenordnung werden in klinischen Studien nur selten erkannt, da meistens nicht mehr als ein paar tausend Patienten vor der Marktzulassung mit dem neuen Wirkstoff behandelt werden. Daher treten diese Probleme erst bei der breiten Anwendung in großen, realen Populationen nach der Marktzulassung zutage. Toxische Leberschäden sind somit auch häufig für Marktrücknahmen von Wirkstoffen verantwortlich. Unabhängig davon ist zu vermuten, dass die wahre Fallzahl arzneimittelbedingter Leberschädigungen deutlich höher liegen kann, als in der zitierten Studie geschätzt. Es ist davon auszugehen, dass eine Vielzahl von Leberschäden durch Arzneimittel nicht als solche identifiziert oder gar nicht gemeldet werden.

Verantwortlich hierfür ist die schwierige Diagnostik, die beispielsweise keinen speziellen Bio-Marker für dieses Problem kennt. Sowohl für die medizinische als auch für die pharmazeutische Praxis ist das Erkennen einer arzneimittelbedingten Leberschädigung (im englischen als *Drug-induced liver injury DILI* bezeichnet) kein trivialer Vorgang. Umso aufmerksamer und strukturierter muss die Beurteilung ausfallen. Nur auf diesem Wege können unerwünschte Arzneimittelwirkungen an der Leber erkannt und weitere, schwerwiegende Leberschäden bei Patienten in Zukunft vermieden werden.

Die Leber

Die Leber übt neben ihren bereits beschriebenen Stoffwechselaufgaben auch wesentliche Aufgaben im Bereich von Synthese und Speicherung wichtiger Verbindungen aus. Unter anderem wird Glucose in Form von Glykogen gespeichert. Lipoproteine werden zur Speicherung und zum Transport von Fetten von der Leber hergestellt. Zusätzlich synthetisiert die Leber Blutgerinnungsfaktoren und das oft nur in negativem Zusammenhang genannte, aber lebensnotwendige Cholesterin. Darüber hinaus kommen der Leber, die aufgrund von Bildung und Ausscheidung der Galle die größte exogene Drüse des menschlichen Organismus ist, wichtige Aufgaben bei der Entgiftung, Ausscheidung, der Aktivierung und Inaktivierungen exogener sowie endogener Substanzen zu. Die Leber ist beteiligt am Eiweiß-, Fett- und Zuckerstoffwechsel sowie am Mineral-, Vitamin- und Hormonstoffwechsel. Auf Basis dieser zahlreichen, für den menschlichen Organismus unverzichtbaren Funktionen gehört die Leber zweifelsfrei zu den zentralen Organen des Menschen.

Die beim erwachsenen Menschen ca. 1,5 kg schwere Leber besteht aus einem größeren rechten und einem kleineren linken Lappen. Sie liegt dabei anatomisch betrachtet unter der rechten Zwerchfellkuppel. Wesentlich für die Funktionen der Leber ist die gute Durchblutung des Gesamtorgans. An der so genannten Leberpforte (an der konkaven Unterfläche des Organs gelegen) treten zwei zuführende Blutgefäße in die Leber ein: die Leberarterie (Arteria hepatica) und die Pfortader (Vena portae). Ca. 75–80 % der Blutversorgung stammen aus der Pfortader. Diese führt venöses Blut aus Magen, Dünndarm, Milz und Pankreas sowie aus dem oberen Drittel des Mastdarms zur Leber. Auf diesem Weg werden alle aufgenommenen, resorbierten Stoffe (auch Arzneistoffe) und Nahrungsbestandteile auf direktem Wege einer ersten Leberpassage zugeführt. Nach der Passage durch die Leberkapillaren (Sinusoide) wird das Blut über die Lebervene (Vena hepatica) in die Vena cava inferior (untere Hohlvene) abgegeben.

Für den Organismus sind zwei Systeme zur Entgiftung von entscheidender Bedeutung. Der Mensch schafft es, sich einerseits durch das Cytochrom-P450-System (CYP-System), andererseits durch sein Immunsystem vor Fremdem und Gefährlichem zu schützen.

Das Cytochrom-P450-System, dessen Enzyme am stärksten in der Leber exprimiert werden, ist maßgeblich am Arzneistoffmetabolismus beteiligt. Diese Enzyme katalysieren im Rahmen einer Phase-I-Metabolisierung zahlreiche Reaktionen wie u. a. Hydroxilierungen, Epoxidierungen, Dealkylierungen und Sulfoxidierungen. Natürliches Ziel dieses Enzymsystems ist es, körperfremde Stoffe zu entgiften bzw. durch chemische Veränderungen leichter, z. B. renal, ausscheidbar zu machen. Der Metabolismus kann jedoch auch wichtig für die Wirkung bestimmter Arzneistoffe sein. Beispielsweise stellen einzelne Wirkstoffe sogenannte Prodrugs dar. Die eigentliche pharmakodynamisch wirksame Form ist erst der durch CYP-Enzyme hervorgegangene Metabolit. Letztlich können durch CYP-Enzyme auch toxische Stoffwechselprodukte entstehen, die zu Leberschädigungen führen können. Auf Grund von Enzyminduktionen und

-inhibitionen ist das CYP-Enzymsystem häufig für Arzneimittelinteraktionen verantwortlich. Es gilt, eine Enzyminduktion oder auch -inhibition in Bezug auf hieraus resultierende Akkumulationen lebertoxischer Metabolite zu beobachten. Außerdem entstehen beim Metabolismus von Arzneistoffen reaktive Zwischenprodukte, z. B. freie Radikale, Reaktive-Sauerstoff-Spezies (ROS) oder auch wie schon beschrieben reaktive bzw. lebertoxische Metabolite. Eine nicht vollständig ablaufende Oxidation durch das Cytochrom P450 kann ein Grund hierfür sein. Natürlicherweise werden diese toxischen Intermediärprodukte durch Schutzmechanismen des Organismus' unschädlich gemacht. Bei Fehlen, Nachlassen oder bei Überlastung dieser Schutzmechanismen besteht die Gefahr, dass es zu Angriffen auf Proteine, Transporter, ungesättigte Fettsäuren oder DNA kommt. Eine erhöhte Gefahr für eine arzneimittelbedingte Lebertoxizität droht auch, wenn SNPs (Single-Nucleotide Polymorphisms) für bestimmte CYP-Enzyme vorliegen, woraus ein veränderter, abnormer Stoffwechsel resultiert. Ein Beispiel hierfür ist eine genetische Veränderung des CYP2C8 mit der Folge, dass es zu einer Akkumulation des aktiven Metaboliten von Ibuprofen kommt.

Bei der Betrachtung der Leber und ihrer Funktionen im Intermediärstoffwechsel kommt außerdem noch dem First-Pass-Effekt eine wichtige Bedeutung zu (Abb. 6.2). Wie bereits beschrieben, werden alle aus dem Gastrointestinaltrakt resorbierten Substanzen über die Pfortader zunächst der Leber zugeleitet, die dann wiederum einen bestimmten Anteil des Wirkstoffs mittels des CYP-Enzym-Systems verstoffwechselt. Aus diesem Grund hängt die systemische Bioverfügbarkeit sehr stark vom Metabolisierungsgrad des jeweiligen Wirkstoffs in der Leber ab. Ein stark ausgeprägter First-Pass-Effekt ist beispielsweise bei Glyceroltrinitrat zu beobachten. Bei Bedarf könnte der First-Pass-Effekt durch parenterale, rektale oder sublinguale Applikation umgangen werden. Aufgrund der beschriebenen direkten Abhängigkeit der systemischen Bioverfügbarkeit von der hepatischen Metabolisierung können jegliche Veränderungen des Leberstoffwechsels unmittelbare Auswirkungen auf die Quantität lebertoxischer Substanzen bzw. Metabolite zur Folge haben.

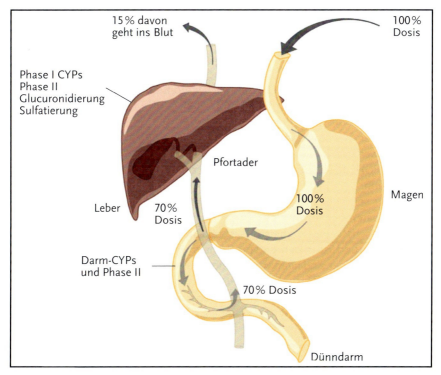

Abb. 6.2: *Schematische Darstellung der Metabolisierung eines Arzneistoffs im GI-Trakt und in der Leber nach Absorption (First-Pass-Efekt) [nach Steinhilber et al. 2010]*

Neben den beschriebenen, potenziell schädlichen Auswirkungen des Metabolismus auf die Leber können toxische Ereignisse an der Leber auch aus immunologischen Prozessen folgen. Bestimmte aus dem Metabolismus resultierende Substanzen können mit Proteinen interagieren und hierüber das Immunsystem gegen körpereigne Strukturen aktivieren. In der Folge kann es zu Zelluntergängen und Apoptose kommen. Ein Beispiel, das weiter unten in diesem Kapitel detaillierter beschrieben wird, ist die lebertoxische Wirkung des Inhalationsnarkotikums Halothan.

Formen der Leberschädigungen und deren Pathophysiologie

Die Formen einer arzneimittelinduzierten Leberschädigung können sehr unterschiedlich ausfallen, einerseits in ihrer Pathophysiologie, andererseits in ihrer Symptomatik und ihrer Schwere. Die Latenzzeit kann in breiten Grenzen variieren und die Mechanismen toxischer Wirkungen an der Leber sind sehr vielfältig. Die meisten hepatotoxischen Reaktionen durch Arzneimittel führen zu einem klinischen Bild, das einer Virus-Hepatitis ähnelt. Die Symptome entwickeln sich schnell und führen zu einer Gelbsucht in Kombination mit erhöhten Aminotransferase-Konzentrationen. Üblicherweise steigen in diesem Fall die Aminotransferasen auf einen ca. fünffach erhöhten Wert gegenüber normal. Anzeichen einer allergischen Reaktion bleiben in der Regel aus. Nicht selten ist ein akutes Leberversagen nach ca. einer Woche zu beobachten. Wenn nach Auftreten der Symptome der Arzneistoff weiter eingenommen wird, sind die Krankheitsverläufe häufig schwer bis letal. Es bleibt jedoch festzuhalten, dass grundsätzlich jede Lebererkrankung durch arzneimittelbedingte Toxizität imitiert werden kann.

Nur ein sehr kleiner Teil der Arzneistoffe führt zu einer dosisabhängigen, vorhersehbaren Schädigung des Organs (intrinsische Hepatotoxizität, Typ A). Diese Eigenschaft eines Arzneistoffs ist üblicherweise aus präklinischen Tierstudien bekannt und ist in den entsprechenden Fachinformationen beschrieben. Wesentlich häufiger sind nicht vorhersehbare und weitgehend dosisunabhängige Lebertoxizitäten (idiosynkratrische Hepatotoxizität, Typ B, siehe Tabelle 6.1). Gerade diese zweite Variante bedarf besonderer Aufmerksamkeit in der täglichen Praxis, da eine Schädigung an der Leber nach Therapiebeginn nicht zu erwarten ist. In Abb. 6.3 wird gezeigt, welche Ursachen für die beiden unterschiedlichen Typen von Leberschädigungen verantwortlich gemacht werden. Typ B umfasst auch immunologische Mechanismen, die sich von einer Beteiligung des adaptiven Immunsystems ableiten lassen. Tabelle 6.1 stellt zudem die wesentlichen Charakteristiken der beiden Typen gegenüber.

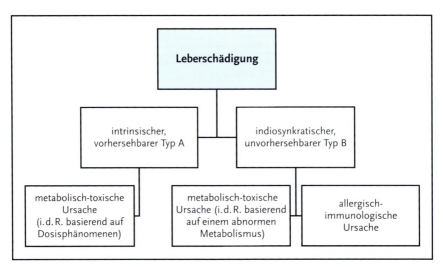

Abb. 6.3 *Klassifikation von arzneimittelbedingten Lebererkrankungen [nach Lee 2003, Teschke 2001]*

Tab. 6.1: Vergleich zwischen Typ-A- und Typ-B-Hepatotoxizität [nach Teschke 2001, Lee 2003, Ikeda 2011]

	Typ A: intrinsische Hepatotoxizität	Typ B: idiosynkratische Hepatoxizität
Vorhersehbar	Ja	Nein
Auftreten	Bei Überdosierung	Bei normaler Dosierung
Dosisabhängig	Ja	Nein[1)]
Genetische Ursache	Nein	Ja
Reproduzierbar im Versuchstier	Ja	Nein
Reproduzierbar im Patienten	Ja	Ja
Latenzzeit	Zeitnah nach Therapiebeginn	Verzögert (5 bis 90 Tage, ggf. bis zu Monaten)
Chemisch reaktive Metabolite	Ja	Ja
Involvierte Teile des Immunsystems	Angeborenes Immunsystem	Angeborenes und adaptiertes Immunsystem

1) in Einzelfällen: Ja

Die häufiger auftretende idiosynkratische Hepatotoxizität betrifft verstärkt Patienten mit einer speziellen Prädisposition. Verantwortlich hierfür können veränderte genetische Umstände, eine Überempfindlichkeit gegenüber bestimmten Substanzen, Umwelteinflüsse oder auch eine individuelle Metabolisierung sein (Risikofaktoren siehe unten). Häufig ist es nicht möglich, den genauen Mechanismus einer unvorhersehbaren Leberschädigung zu klären. Eine Leberbiopsie ist nicht immer hilfreich. Die Ergebnisse sind sehr variabel, wenngleich für einen Wirkstoff spezifisch.

Unabhängig von den beschriebenen unterschiedlichen Ursachen kommt es auf molekularer Ebene zu Schädigungen der Leberzellen und damit zur Freisetzung von Leberenzymen. Auf eine Ad-hoc-Bewertung in der Praxis erfolgt eine laborchemische Diagnostik üblicherweise in Form einer Bestimmung der Glutamat-Pyruvat-Transaminase (GPT) und der alkalischen Phosphatase (AP) im Serum am Tag der Verdachtsdiagnose. Auf Basis dieser Ergebnisse ist die Differenzierung in eine hepatozelluläre, cholestatische oder die gemischte Form aus beiden Varianten möglich (Abb. 6.3). Die hepatozelluläre Form beruht auf der Zytolyse der Hepatozyten; die cholestatische Form geht mit einer Zerstörung der Strukturen des Gallentransports mit erhöhtem Bilirubin und Ikterus einher. Die Art des Leberschadens ist für bestimmte Substanzen charakteristisch. Eine hepatozelluläre Leberschädigung führt in der Regel zur schlechtesten Prognose.

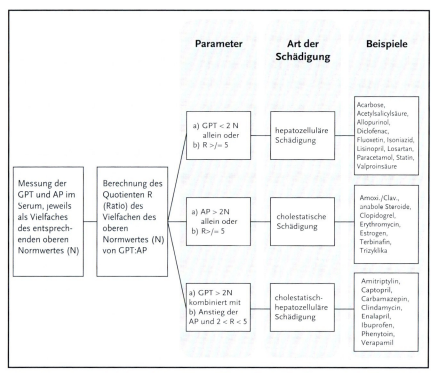

Abb. 6.4: *Differenzierung einer Leberschädigung anhand des Enzymmusters [nach Schlatter 2009, Teschke et al. 2006]*

[GPT: Glutamat-Pyruvat-Transaminase; AP: Alkalische Phosphatase]

Risikofaktoren

Risikofaktoren für eine arzneimittelinduzierte Leberschädigung können eine genetische Disposition haben. Personalisierte Medizin rückt zunehmend stärker ins Bewusstsein des pharmazeutisch-medizinischen Alltags. Auf dieser Basis wird sich das Verständnis des *nicht gleichen* Patienten auch in Bezug auf unerwünschte Arzneimittelwirkungen, z. B. an der Leber, weiter verbessern. Nicht auszuschließen ist, dass sowohl die Mechanismen als auch aus diesem Wissen resultierende Strategien zur Verhinderung entsprechender Nebenwirkungen entwickelt werden können. Bei der Betrachtung und Erklärung lebertoxischer Prozesse stehen v. a. wissenschaftliche Fortschritte im Bereich *Proteomics, Metabolomics, Pharmakogenomics* und *Transcriptomics* im zentralen Fokus. Daneben sind diverse Risikofaktoren durch nicht genetisch geprägte Faktoren, wie z. B. Umwelteinflüsse oder bestimmte Lebensweisen, vorhanden. Eine Auswahl relevanter Risikofaktoren ist in Tabelle 6.2 dargestellt, wobei die wichtigsten hiervon anschließend detaillierter beschrieben werden.

Tabelle 6.2: *Risikofaktoren für eine arzneimittelinduzierte Leberschädigung [nach Stine/Lewis 2011, Teschke 2002]*

Risikofaktoren
Geschlecht
Alter
CYP-Enzym-Ausstattung (SNP[1])
Polypharmazie (Interaktionen z. B. über CYP-System)
Therapiedauer/Dosierung des Arzneistoffs
ggf. chronische (Leber-)Erkrankungen
Ernährungszustand/Übergewicht/Mangelernährung
Reexposition
Alkoholkonsum
Diabetes mellitus
Schwangerschaft
1) Single Nucleotide Polymorphism

Das Geschlecht ist ein häufig diskutierter Faktor zur Risikobeurteilung von unerwünschten Arzneimittelwirkungen an der Leber, der in der Literatur unterschiedlich bewertet wird. Keines der beiden Geschlechter ist beim Auftreten lebertoxischer Arzneimittelwirkungen grundsätzlich bevorzugt oder benachteiligt. Männliche Patienten müssen allerdings häufiger mit einer unerwünschten Reaktion nach Einnahme von Amoxicillin/Clavulansäure und Azathioprin rechnen. Dagegen zeigen sich bei Frauen Nebenwirkungen an der Leber bei einer ganzen Reihe anderer Arzneistoffe, wie z. B. Diclofenac, Chlorpromazin, Isoniazid, Phenylbutazon und Tetracyclinen (ausführliche tabellarische Darstellung siehe Teschke et al. 2011). Nicht auszuschließen ist, dass dies auf das im Durchschnitt geringere Körpergewicht weiblicher Patientinnen zurück zu führen ist, da auch das Gewicht eines Patienten Auswirkungen auf die Toxizität von Wirkstoffen haben kann. Beispielsweise führt langes Fasten zu einer verminderten Glukuronidierung, was sich u. a. verstärkend auf die Toxizität von Paracetamol auswirkt.

Eine Korrelation zwischen einem hohen Lebensalter und zunehmenden arzneimittelbedingten Problemen an der Leber wird diskutiert. Allerdings ist bei der Beurteilung zu hinterfragen, inwieweit ein steigendes Lebensalter *per se* zu Leberproblemen führt und welche Rolle die üblicherweise im Alter nachlassenden Organ- und Stoffwechselfunktionen, wie z. B. eine abnehmende Nierenfunktion, spielen. Zusätzlich nehmen Patienten mit höherem Lebensalter häufig mehr als drei Arzneimittel parallel ein. Dieses als Polypharmazie bekannte Phänomen führt oft zu erwarteten, aber auch zu nicht vorhersehbaren Interaktionen, woraus nicht selten Leberschädigungen resultieren können. Ganz konkret betrachtet ist bei fortgeschrittenem Lebensalter, z. B. bei einer Isoniazid- oder Methotrexat-Therapie und v. a. bei einigen Wirkstoffen aus der Gruppe der NSAIDs, mit Leberstörungen zu rechnen. Hinweise hierzu führen neben den Fachinformationen auch die Priscus-Liste, ein leicht zu handhabendes Hilfsmittel für die Beurteilung von Arzneimitteln für den Einsatz bei älteren Patienten. Für die Apotheken-Praxis von wesentlicher Bedeutung ist eine potenziell größere Gefahr für Kinder, beim therapeutischen Einsatz von u. a. Acetylsalicylsäure (Gefahr eines Reye-Syndroms), Paracetamol und Valproinsäure unerwünschte Arzneimittelwirkungen an der Leber zu erleiden. Valproinsäure agiert in diesem Fall als mitochondriales Toxin (Typ-B-Reaktion) und führt mit einer Wahrscheinlichkeit von 1:5000 bei Kindern zu einem fulminanten Leberversagen. Als histologische Charakteristik sind mikrovesikuläre Steatosen zu erkennen. Vor allem bei Kleinkindern unter 3 Jahren und Säuglingen mit schweren epileptischen Anfällen und gegebenenfalls geistiger Retardierung sind schwere, mitunter tödliche Leberschäden zu erwarten. Ab einem Alter von 10 Jahren nimmt das Risiko beträchtlich ab.

Das Reye-Syndrom

Unter dem Reye-Syndrom versteht man eine Enzephalopathie in Kombination mit einer fettigen Leberdegeneration, die vornehmlich bei Kindern zwischen 4 und 9 Jahren, nicht nach dem 15. Lebensjahr, auftritt. Die Ursachen sind nicht abschließend geklärt. Als wahrscheinliche Auslöser gelten bestimmte Arzneimittel (z. B. Acetylsalicylsäure) sowie virale, banale Infektionen des oberen Respirationstraktes. Darüber hinaus können Fettstoffwechselveränderungen als Risikofaktor für ein Reye-Syndrom angesehen werden.

Erste Hinweise auf ein Reye-Syndrom können zunächst grippeähnliche Symptome, Fieber, sehr starkes Erbrechen (nach ein bis zwei Tagen), im weiteren Verlauf Delir und Schläfrigkeit sein. Im Zuge der hepatischen Enzephalopathie treten Störungen des Bewusstseins und letztlich Koma ein. Zusätzliche typische klinische Zeichen sind Hypoglykämie, zerebrale Krampfanfälle und Niereninsuffizienz; ein Ikterus ist nicht typisch. Die Mortalitätsrate liegt bei 50 %.

In der Apotheken-Praxis sollten die Alarmsignale wahrgenommen, gewissenhaft bewertet und der Patient bzw. dessen Eltern entsprechend aufgeklärt werden. Selbstverständlich sind im Rahmen einer OTC-Beratung Acetylsalicylsäure-haltige Präparate nicht für Kinder unter 12 Jahren zu empfehlen. Bei einem konkreten Präparatewunsch sind den Eltern entsprechende Alternativen wie Ibuprofen und Paracetamol anzubieten.

Therapeutische Möglichkeiten umfassen lediglich eine symptomatische, in schwerwiegenden Fälle eine intensivmedizinische Betreuung.

Eine vorgeschädigte Leber, z. B. durch eine bestehende Hepatitis B- oder C-Infektion, führt dagegen nicht automatisch zu einer Prädisposition für arzneimittelinduzierte Leberschäden. Untersuchungen erlauben die Diskussion, dass beispielsweise eine Statingabe die Aussichten einer Hepatitis-C-Therapie verbessert. Eine gesteigerte Lebertoxizität bei pathologisch veränderter Leber ist lediglich bei bestimmten Arzneistoffen wie u. a. Isoniazid, Methotrexat, Estrogenen, Rifampicin und Ibuprofen zu beobachten. Allerdings führt die Kombination aus bestehender Lebererkrankung und arzneimittelinduzierter Leberschädigungen in der Regel zu einer schlechteren Gesamtprognose. Außerdem kann eine vorgeschädigte Leber mit einem veränderten, gegebenenfalls auch verringerten Arzneistoffmetabolismus verbunden sein. Dies birgt dann wiederum das Risiko einer veränderten Toxizität bestimmter Arzneistoffe z. B. durch Akkumulation aufgrund eines veränderten Abbaus.

Auch im Rahmen einer Reexposition mit einem bestimmten Arzneistoff kann es zu einer arzneimittelbedingten Lebererkrankung kommen. Ein Beispiel hierfür ist das Inhalationsnarkotikum Halothan. Das Risiko, unerwünschte Wirkungen zu erleiden, steigt mit kurzen Abfolgen von Halothan-Narkosen an. Kreuzreaktionen zu anderen Inhalationsnarkotika sind nicht auszuschließen. Dieses Verhalten korreliert mit der oben erwähnten allergisch-immunologisch begründeten Variante einer Leberschädigung. Ein Reexpositions-Test wäre als Goldstandard zur Bestätigung einer arzneimittelbedingten Lebererkrankung anzusehen. Ethische Gründe verbieten jedoch üblicherweise ein solches Vorgehen, da teilweise lebensbedrohliche Situationen für den Patienten nicht ausgeschlossen werden können.

Höhere Dosierungen und/oder eine lange Therapiedauer können v. a. durch eine Eigentoxizität des Wirkstoffes, aber auch durch Akkumulation von toxischen Metaboliten zu Leberschäden führen. Genauso zeigen oral aufgenommene Wirkstoffe, die mit einem Anteil von mehr als 50 % einem hepatischen Metabolismus unterliegen, ein höheres Risiko für Leberschädigungen. Wenn diese dann zusätzlich in höheren Dosen aufgenommen werden, steigt das Risiko zusätzlich.

Letztlich ist die Therapie mit neu auf dem Markt erhältlichen Wirkstoffen mit einem höheren Risiko in Bezug auf Leberschädigungen verbunden. Wie bereits oben beschrieben ist die Inzidenz sehr niedrig, so dass selten auftretende Nebenwirkungen erst bei der Anwendung in großen Populationen und somit erst nach der Markteinführung auftreten. Beispiele hierfür waren in der Vergangenheit u. a. Lumiracoxib oder Troglitazon, wobei zweiterer Wirkstoff zu idiosynkratischer Lebertoxizität vom hepatozellulären Typ führt.

Erkennen einer Leberschädigung und Diagnostik

Das Erkennen und die Diagnostik von arzneimittelbedingten Lebererkrankungen sind schwierig, da es keinen speziellen Diagnostik-Parameter hierfür gibt und da jede Lebererkrankung durch eine Arzneimitteleinnahme imitiert werden kann. Darüber hinaus ist es wichtig, aber nicht alleine ausreichend, zur Kausalitätsbeurteilung den zeitlichen Zusammenhang zwischen der Arzneimitteleinnahme und dem Auftreten der Symptome auf Plausibilität hin zu bewerten. Sehr wichtig bei der Beurteilung ist ein schrittweises Vorgehen, das v. a. durch ein hohes Maß an Aufmerksamkeit für die Symptomatik und das Hinterfragen der Plausibilität geprägt sein muss. Weiterhin ist ein Verdachtsfall mit bereits in der Literatur beschriebenen Fälle oder Kasuistiken in Bezug zu setzen. Tabelle 6.3 beschreibt ein praktikables, sinnvolles Vorgehen zur Abklärung eines Verdachtes. Die in Tab. 6.4 aufgeführten Abstufungen für eine Wahrscheinlichkeit können für die praktische Anwendung zur Beurteilung der Plausibilität herangezogen werden. Letztlich müssen alle weiteren Ursachen für die aufgetretene Symptomatik ausgeschlossen und damit die Diagnose *arzneimittelinduzierte Lebererkrankung* indirekt als Ausschlussdiagnose bestätigt werden.

Tabelle 6.3: *Richtiges Vorgehen in der Praxis [mod. nach Lucena et al. 2008, Müller-Oerlinghausen 2006, Navarro/Senior 2006]*

1.) Symptome wahrnehmen	Wenn es im Zusammenhang mit der Einnahme von Arzneimitteln zu Übelkeit, Erbrechen, Müdigkeit, Abgeschlagenheit oder rechtsseitige Abdominalschmerzen kommt (unspezifische Symptome) oder gar spezifische Symptome wie Jucken oder Ikterus auftreten, sollte eine unerwünschte Arzneimittelwirkung an der Leber unbedingt in Betracht gezogen werden. Dabei muss immer bedacht werden, dass durch eine Arzneimitteleinnahme jede Lebererkrankung imitiert werden und die Latenzzeit stark variieren kann. Weiterhin müssen u. a. Vorerkrankungen der Leber und Alkoholabusus ausgeschlossen werden.
2.) Sorgfältiges, strukturiertes Rückfragen im Beratungsgespräch/ bei der Anamnese	Der Patient muss detailliert nach Einnahmen von ärztlich verordneten Arzneimitteln, aber auch nach selbst gekauften OTC-Präparaten, pflanzlichen Arzneimitteln, Nahrungsergänzungsmitteln und Nahrungsmitteln befragt werden. Strukturierungshilfen bieten an dieser Stelle die Leitlinien der BAK[1].
3.) *Hy's Law*[2] beachten	Bei einem Ikterus nach Arzneimitteleinnahme ist unbedingt eine schwerwiegende Leberschädigung in Betracht zu ziehen; häufig ist die Prognose in diesen Fällen schlecht.

4.) Weitere medizinische Diagnostik veranlassen	Der Patient ist unbedingt einer weiteren (labor-)medizinischen Diagnostik zuzuführen. Die in Verdacht stehende Medikation ist umgehend abzusetzen.
5.) Meldung der unerwünschten Arzneimittelwirkung	Jedes Mitglied eines Heilberufes ist verpflichtet, eine unerwünschte Arzneimittelwirkung sorgfältig der zuständigen Bundesoberbehörde zu melden. Hierzu eignet sich der Meldebogen, der von der Arzneimittelkommission der Deutschen Apothekerschaft (AMK) zur Verfügung gestellt wird.

1) Bundesapothekerkammer
2) Hy's Law geht auf Hyman J. Zimmermann zurück und dient der Abschätzung eines arzneimittelbedingten Risikos für einen Leberschaden beim Auftreten eines Ikterus. Hiernach verlaufen 10 – 50 % der arzneimittelbedingt auftretenden Ikterusfälle letal 22.

Tabelle 6.4: *Beurteilung der Wahrscheinlichkeit für das Auftreten von arzneimittelbedingten Lebererkrankungen [mod. nach Krähenbühl 2004, Lucena et al. 2008]*

Wahrscheinlichkeit	Kriterien
Sicher	Reexposition hat Wiederauftreten von gleicher Lebererkrankung zur Folge (Reexpositions-Tests sind i. d. R. aus ethischen Gründen nicht vertretbar.)
Wahrscheinlich	Beginn der Symptomatik bzw. Lebererkrankung steht in plausiblem zeitlichem Zusammenhang mit Therapiebeginn des in Verdacht stehenden Arzneimittels; der aufgetretene Leberschaden ist bereits in der Literatur/Fachinformation/Fachkreisen für diesen Wirkstoff bekannt und beschrieben; andere Gründe oder chronische Vorerkrankungen der Leber wurden ausgeschlossen
Möglich	Beginn der Symptomatik bzw. Lebererkrankung steht in plausiblem zeitlichem Zusammenhang mit Therapiebeginn des in Verdacht stehenden Arzneimittels; andere Ursachen und Gründe für die aufgetretene Lebererkrankung konnten nicht sicher ausgeschlossen werden
Ausgeschlossen	Beginn der Symptomatik bzw. Lebererkrankung steht nicht in plausiblem zeitlichem Zusammenhang mit Therapiebeginn des in Verdacht stehenden Arzneimittels (Arzneistoff wurde erst nach Beginn der Symptomatik eingenommen; Latenzzeit ist nicht plausibel); ein anderer Grund für die Leberschädigung gilt als erwiesen

Zur Diagnostik auf der Basis von laborchemischen Untersuchungen haben Teschke et al. einen sehr ausführlichen und für die klinische Praxis durchführbaren Algorithmus erarbeitet. Dieser besteht aus Vor-, Haupt- und Nachtest. Der Haupttest basiert auf einer modifizierten Bewertungsskala von CIOMS (Council for International Organization of Medical Science). Im Rahmen dieses Testes wird nachdrücklich auf die Einteilung in eine hepatozelluläre und cholestatische bzw. gemischte Form der Leberschädigung (siehe oben) eingegangen. Dies ist sehr wichtig, da bei Ad-hoc-Diagnosen die Gefahr besteht, arzneimittelunabhängige Erkrankungen, wie z. B. Hämochromatose, Epstein-Barr-Virus, Morbus Wilson oder ischämische Hepatitis, zu übersehen.

Leberschäden durch bestimmte Arzneimittel

Man geht heute davon aus, dass mindestens 1000 der weltweit verfügbaren Arzneistoffe die Leber klinisch relevant schädigen können (Teschke 2002). An dieser Stelle werden einige, für die Praxis besonders relevante Wirkstoffe in Bezug auf ihre Lebertoxizität hin detaillierter besprochen. Eine tabellarische Übersicht bieten Tab. 6.5 und Tab. 6.6.

Paracetamol

Paracetamol gehört zweifelsfrei zu den wichtigsten im OTC-Bereich verfügbaren Analgetika bzw. Antipyretika. Im Besonderen in der Pädiatrie stehen wenig Alternativen rezeptfrei zur Verfügung. Allerdings wird Paracetamol für bis zu zwei Drittel aller Fälle von akutem Leberversagen verantwortlich gemacht. Die große Bedeutung dieses Wirkstoffes im OTC-Bereich unterstreicht die Wichtigkeit der in diesem Kapitel beschriebenen Thematik für die tägliche Apotheken-Praxis.

Die Hepatotoxizität des Paracetamols entspricht normalerweise einer oben charakterisierten Typ-A-Reaktion. Wie in Abb. 6.5 zu sehen, wird der Wirkstoff zum größten Teil durch die Enzyme UDP-Glucuryl-Transferase und Sulfotransferase konjugiert. Nur ein kleiner Teil (in der Regel weniger als 5 %) wird bei normaler Dosierung (< 4 g/Tag) und normalem Stoffwechsel durch CYP2E1 zum toxischen N-Acetyl-p-Benzochinonimin (NAPQI) metabolisiert. Dieser Metabolit wird vom Organismus durch Glutathion entgiftet. Kommt es jedoch zur Überdosierung, steigt der durch CYP2E1 metabolisierte NAPQI-Anteil und die physiologischen Glutathion-Konzentrationen sind nicht mehr ausreichend zur Entgiftung. Nicht abgebautes NAPQI bindet daraufhin kovalent mit zellulären (Leber-)Proteinen, u. a. Enzymen, was letztlich zum Zelluntergang und damit zur Lebertoxizität führt. Nicht auszuschließen sind toxische Effekte jedoch auch durch normale Paracetamol-Dosen, wenn Patienten z. B. an einer chronischen Herzinsuffizienz und damit an verminderten Glutathion-Spiegeln leiden oder wenn ein Morbus Gilbert und damit eine verminderte Glukuronidierung vorliegen. Auch eine chronische Mangelernährung, ein übermäßiges Fasten oder eine Kachexie haben durch verminderte hepatische Glutathion-Reserven eine größere Lebertoxizität des Paracetamols zur Folge. Des Weiteren induziert ein chronischer Alkoholkonsum das Enzym CYP2E1. Durch Ethanol wird die Halbwertszeit des Enzyms deutlich erhöht (von 7 auf ca. 24 Stunden) und damit innerhalb von 24 Stunden nach Alkoholkonsum und Paracetamol-Einnahme die Konzentration an NAPQI deutlich erhöht, was dann eine erhöhte Lebertoxizität zur Folge hat.

Die kritische Betrachtung aller Aspekte hat zu einer aktuell noch andauernden Diskussion über eine weitere Verschärfung der Rezeptpflicht von Paracetamol über das jetzige Maß hinaus (10 g Paracetamol pro Packung) geführt und hält noch weiterhin an.

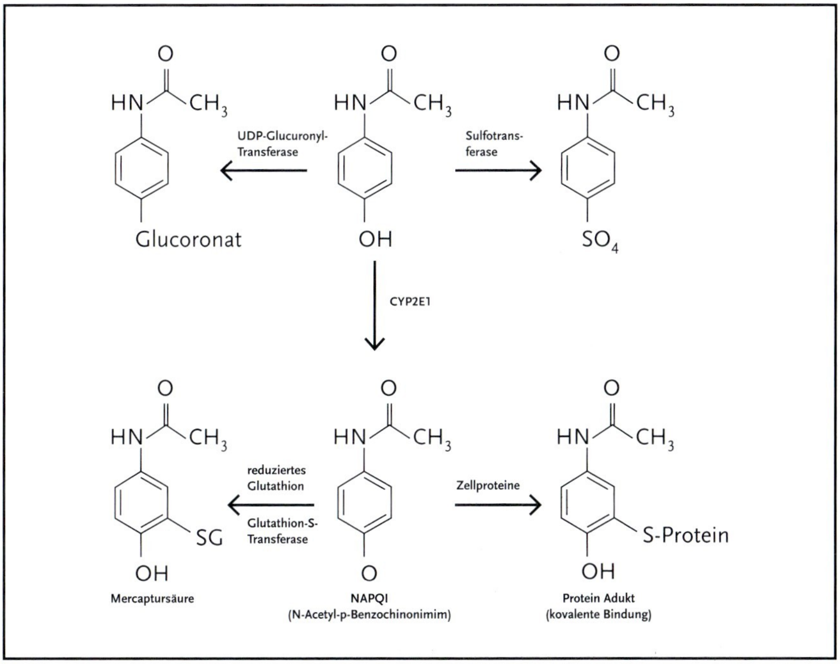

Abb. 6.5: *Metabolismus von Paracetamol*

Amoxicillin/Clavulansäure

Die Kombination aus Amoxicillin und dem β-Laktamasehemmstoff Clavulansäure erweitert das Wirkungsspektrum von Amoxicillin um β-Laktamase-bildende Bakterien. Hierzu zählen u. a. Staphylokkoken, Moraxella, Hämophilus und Anaerobier. Das Spektrum der unerwünschten Arzneimittelwirkungen dieser

Wirkstoffkombination umfasst auch Leberfunktionsstörungen (Risikofaktoren s. Tabelle 6.6). Diese können mit einem mäßigen Anstieg bestimmter Leberenzyme, in schweren Fällen jedoch auch mit einer schweren cholestatischen Hepatitis einhergehen. Die Diagnose wird üblicherweise durch eine sehr lange Latenzzeit auch nach Absetzen der Medikation erschwert. Man geht davon aus, dass es sich bei dieser seltenen Nebenwirkung um einen idiosynkratischen, auf immunologischen Ursachen basierenden Mechanismus handelt. Die antibiotische Fixkombination ist nach Paracetamol vermutlich der häufigste Grund für arzneimittelinduzierte Leberschäden.

Isoniazid

Isoniazid wird zur Behandlung der Tuberkulose eingesetzt. Die Überführung in inaktive Metabolite erfolgt durch Acetylierung und Hydrolyse in der Leber. Innerhalb von 24 Stunden werden über 75 % des Wirkstoffes zu N-Acetyl-Isoniazid acetyliert. Dieser Metabolit kann weiter zu Isonicotinsäure und Monoacetylhydrazin gespalten werden, wobei aus Letzterem mittels N-Hydroxylierung ein reaktives, hepatotoxisches Zwischenprodukt (Monoacetylhydrazin) entstehen kann. Die Rate der Acetylierung wird durch die Aktivität der N-Acetyl-Transferase bestimmt, wobei es in der menschlichen Population »schnelle« und »langsame« Acetylierer gibt. Wichtig für die hepatotoxischen Eigenschaften scheint das Monoacetylhydrazin zu sein, welches als elektrophiles, reaktives Stoffwechselprodukt hepatischen, mikrosomalen Enzymen als Substrat dienen und somit Lebernekrosen auslösen könnte.

Phytopharmaka

Pflanzliche Arzneimittel erfreuen sich großer Beliebtheit. Keinesfalls sind Phytopharmaka jedoch frei von Gefahren. Für eine fundierte Beratung der Patienten ist das Wissen bzgl. potenzieller unerwünschter Wirkungen bzw. toxischer Effekte ausgehend von bestimmten Arzneipflanzen sehr wichtig, gerade vor dem Hintergrund der stark variierenden Qualitätsunterschiede in diesem Arzneimittelsektor. Bei der Betrachtung der auslösenden Substanzen von phytopharmakainduzierten Leberschäden kommt erschwerend hinzu, dass es sich bei Arzneipflanzen Zubereitungen um Vielstoffgemische handelt, weswegen eine den Leberschäden zuzuordnende Einzelsubstanz nicht immer identifizierbar ist. Der Fall »Kava-Kava« zeigt, dass auch pflanzliche Arzneimittel aufgrund von Leberschädigungen aus dem Handel genommen werden. Tabelle 6.5 enthält eine Auswahl praxisrelevanter Arzneipflanzen, die mit Leberschädigungen in Verbindung gebracht werden.

Tabelle 6.5: *Phytopharmaka (Auswahl), die in Verbindung mit Leberschädigungen gebracht werden [mod. nach Schlatter 2009, Seeff 2007]*

Heilpflanze	Toxin	Klinik	Konsequenz für die Praxis
Gemeiner Beinwell (Symphytum officinale)	Pyrrolizidin-Alkaloide (PA)	Venookklusive Lebererkrankungen (Verschluss der kleinen Lebervenen, Nekrose)	Topische Anwendung von qualitativ hochwertigen Produkten mit sehr geringem PA-Anteil bzw. von Produkten ohne PA[4]
Kava-Kava (Piper methysticum)	Kavain, Dihydrokavain	Leberzellschädigung, Leberentzündung, fulminantes Leberversagen	*keine – nicht mehr auf dem Markt verfügbar*
Amerikanische Faulbaumrinde (Rhamnus purshianus)	Anthracenglykoside	Cholestatische Leberentzündung	Einsatz nur unter Berücksichtigung dieser UAW
Schöllkraut (Chelidonium majus)	unbekannt	Chronische Leberentzündung, Fibrose	Zulassung nur noch für Präparate, die < 2,5 mg Gesamtalkaloide enthalten; ggf. bei längerer (> 4 Wochen) Anwendung Überprüfung von Leberenzymen; Kontraindikatoren: Lebererkrankungen, Schwangerschaft, Stillzeit
Traubensilberkerze (Cimicifuga racemosa)		erhöhte Aminotransferase Spiegel, erhöhte Bilirubin-Spiegel	Anwendung bei Patienten mit bestehendem Leberschaden nur mit enger Kontrolle; Patienten im Beratungsgespräch für Symptome einer Leberentzündung sensibilisieren: Ikterus, dunkler Urin, Schmerzen im Oberbauch, Übelkeit, Appetitverlust, Müdigkeit
Umckaloabo (Pelargonium sidoides)	unbekannt	Erhöhung der Leberwerte; ggf. entzündliche Leberveränderungen	Kontraindikation bei bestehender schwerer Leberschädigung; Einsatz in der Praxis ansonsten möglich, da Zusammenhang aktuell nicht bestätigt; weitere Studiendaten abwarten

4) Rechtliche Grundlage in Bezug auf PA-haltige Arzneimittel sind im Bundesanzeiger Nr. 111 vom 17.06.1992 beschrieben

Ein sehr prominentes Beispiel für lebertoxische Pflanzeninhaltsstoffe sind Pyrrolizidin-Alkaloide, wie sie z. B. in Huflattich (Tussilago farfara) oder Beinwell (Symphytum officinale) vorkommen. Pyrrolizidin-Alkaloide leiten sich vom Necin-Grundgerüst ab. Das Grundgerüst besteht aus zwei Fünfringkörpern, die über ein Stickstoffatom miteinander verbunden sind. Charakteristisch sind v. a. die Necinsäuren, die über Esterbrücken an einem oder beiden Armen (R/R') an das Grundgerüst gebunden sind. Toxische Pyrrolizidin-Alkaloide zeichnen sich v. a. durch Ester an einem 1,2-ungesättigtem Grundgerüst aus. Nicht selten kommen besagte Alkaloide als N-Oxide vor, die in einigen Pflanzen die primären Biosyntheseprodukte beziehungsweise die Transport- und Speicherformen darstellen. Pyrrolizidin-Alkaloide werden vom Organismus auf drei unterschiedlichen Wegen metabolisiert. Nach heutigem Kenntnisstand sind insbesondere hepatische Metabolisierungsprodukte an deren toxischen Effekten beteiligt. In der Leber entstehen aus diesen Alkaloiden Metabolite, die durch u. a. irreversible Bindung an die DNA zu Leberschäden führen. Hierbei ist der Zeitraum der Aufnahme ohne Bedeutung, da lediglich die absolut aufgenommene Menge entscheidend ist. Auf Basis dieser Erkenntnisse muss in der Praxis auf hochwertige, topisch zu applizierende Beinwell-Präparate zurückgegriffen werden, die sich durch eine sehr geringe Pyrrolizidin-Alkaloid-Konzentration bzw. völliges Fehlen von Pyrrolizidin-Alkaloiden auszeichnen.

Darüber hinaus wird aktuell sehr ausführlich und kontrovers über eine potenzielle Leberschädigung durch Pelargonium-haltige Extrakte (z.B. Umckaloabo®) diskutiert. Die aktuelle Diskussion zur Thematik zeigt die Schwierigkeit der objektiven Beurteilung. Ein Zusammenhang zwischen der Einnahme Pelargonium-haltiger Arzneimittel und dem Auftreten von Leberschäden, Hepatiden und Ikterus wird seitens des BfArM als möglich eingestuft. In Einzelfällen wurde der Kausalzusammenhang als wahrscheinlich bewertet. Solange keine abschließende Beurteilung der Datenlage inklusiver weiterer Studienergebnisse vorliegt, sind in der Praxis die Informationen und Warnhinweise der Fachinformation umzusetzen. Hiernach soll das Phytopharmakon nicht bei schweren bestehenden Leberschäden angewendet werden. Darüber hinaus spricht jedoch nichts gegen einen Einsatz dieses Phytopharmakons bzw. eine Empfehlung in der täglichen Praxis, gerade weil eine abschließende Beurteilung noch aussteht und eine Leberschädigung auf Basis der aktuell vorliegenden Daten nicht als bewiesen gilt. Vor dem Hintergrund des eingeleiteten Stufenplanverfahrens werden neue Studienergebnisse hoffentlich bald eine abschließende Klärung für die Frage nach Leberschädigungen bringen.

Fazit für die Praxis

Auf der Basis aller vorgestellten Aspekte gilt es, sensibel für Symptome und das Auftreten von arzneimittelbedingten Lebererkrankungen in der täglichen

Praxis zu sein. Beim praktischen Umgang mit Verdachtsfällen müssen differenzialdiagnostisch arzneimittelunabhängige Lebererkrankungen, wie z. B. virale Hepatitiden, Autoimmunhepatitis, Alkohol und andere Noxen, Herzinsuffizienz oder cholestatische Leberleiden, ausgeschlossen werden. Eine arzneimittelbedingte Lebererkrankung ist somit üblicherweise eine Ausschlussdiagnose. Einen speziellen Bio-Marker für eine Lebererkrankung, die ursächlich auf eine Arzneimitteltherapie zurückzuführen ist, gibt es nicht. Inhalt eines Beratungsgespräches in der Apotheke bzgl. eines potenziell lebertoxischen Wirkstoffes sollten auch die Symptome eines frühen Krankheitsstadiums sein. Diese können sehr unspezifisch ausfallen und umfassen u. a. Oberbauchschmerzen, Verdauungsbeschwerden, Appetitlosigkeit, Müdigkeit, eventuell Fieber und Ausschläge sowie Gelbsucht. Der Patient muss hierfür sensibilisiert werden.

Tabelle 6.6: *Zusammenfassung ausgewählter Wirkstoffe in Bezug auf Ihre Lebertoxizität (ausgenommen Phytopharmaka – siehe oben) [nach Lee 2003, Krähenbühl 2004, Teschke 2002, Navarro/Senior 2006]*

Wirkstoff	Pathophysiologie/ Charakteristik	Risikofaktoren/ Prädispositionen	Vorgehen in der Praxis
Paracetamol	– Typ-A-Reaktion (Überdosierung)	höhere Dosierungen/ Überdosierung; abnormes Gewicht (Fasten/Übergewicht); geringe Glukuronidierung; vorhandene Lebererkrankung; Alkoholabusus; Herzerkrankungen; Induktion von CYP450-Enzymen	a) Beratung detailliert in Bezug auf Tageshöchstdosis und Therapiedauer b) spezifische Therapie für Überdosierung vorhanden: Acetylcystein
Acetylsalicylsäure	– mikrovaskuläre Verfettung – übliche Latenzzeit: erste Wochen	niedriges Lebensalter (Gefahr eines Reye-Syndroms); Albuminmangel; rheumatoide Arthritis, systemischer Lupus; Morbus Still; höhere Dosierungen/ Überdosierungen; langsame β-Oxidation	a) bei Kindern unter 12 Jahren eine Alternative empfehlen: Ibuprofen, Paracetamol b) Sensibilisierung für Symptome, die ein Reye-Syndrom ankündigen können (u. a. starkes Erbrechen)

Wirkstoff	Pathophysiologie/ Charakteristik	Risikofaktoren/ Prädispositionen	Vorgehen in der Praxis
Valproinsäure	– mikrovaskuläre Verfettung – übliche Latenzzeit: erste 6 Monate	niedriges Lebensalter – Kinder (> 10 Jahre Abnahme der Lebererkrankungen); höhere Dosierungen; Kombinationen im Rahmen einer antiepileptischen Therapie; Induktion von CYP450-Enzymen; genetische Disposition; langsame β-Oxidation	bei fehlender Alternative strenge Überwachung gemäß Fachinformation
NSAR (z. B. Indometacin)	– hepatozelluläre Reaktion (Diclofenac) – übliche Latenzzeit: 2 Wochen – 3 Monate (Diclofenac)	ältere Patienten; Überdosierungen u. Leberfunktionsstörungen (Ibuprofen); weibliches Geschlecht (Diclofenac)	NSAR gemäß Patientenprofil gezielt aussuchen; in Abhängigkeit der Schmerzursache Alternativ-Wirkstoffe/-Therapie empfehlen
Amoxicillin/ Clavulansäure	– übliche Latenzzeit: 1–89 Tage	männliches Geschlecht; höheres Lebensalter; lange Therapiedauer	– Kontrolle der Leberenzyme – Nutzen-Risiko-Abwägung bei älteren Patienten
Halothan	– immunologische Reaktion – sehr hohe Letalität bei Patienten mit akuten arzneimittelbedingten Leberschäden – übliche Latenzzeit: 2 Tage – 3 Wochen	weibliches Geschlecht; höheres Lebensalter; abnormes Gewicht; (Fasten/Übergewicht); Hyperthyreose; Strahlentherapie; Alkoholabusus; Induktion von CYP450-Enzymen; genetische Disposition	Berücksichtigung der Problematik

Wirkstoff	Pathophysiologie/ Charakteristik	Risikofaktoren/ Prädispositionen	Vorgehen in der Praxis
Isoniazid	– hepatozelluläre Reaktion – übliche Latenzzeit: erste 3 Wochen	weibliches Geschlecht; höheres Lebensalter; Lebererkrankungen; Schwangerschaft; lange Therapiedauer; Überdosierungen; Kombinationen im Rahmen einer tuberkulostatischen Therapie; Alkoholabusus; Induktion von CYP450-Enzymen; langsamer Acetylierer	Dosisreduktion bei vorliegender Prädisposition/bei vorliegenden Risikofaktoren oder problematischer Co-Medikation – siehe Fachinformation
Methotrexat	Typ-A-Reaktion – übliche Latenzzeit: Monate bis Jahre – Fibrose	Überdosierung; Übergewicht; Diabetes mellitus; Lebererkrankungen; Psoriasis; Rheumatoide Arthritis; lange Therapiedauer; höhere Dosierungen/ Überdosierungen; Alkoholabusus; Vitamin-A-Abusus	Dosisreduktion bei vorliegenden Risikofaktoren/Kontraindikationen beachten (z.B. bei Leberschäden) – siehe Fachinformation
Lovastatin	– hepatozelluläre, (auto-)immunologische Reaktion – übliche Latenzzeit: 3 bis 12 Monate	lange Therapiedauer	Überwachung/ Patienten für Symptome sensibilisieren
Estrogene		lange Therapiedauer; Lebererkrankungen; genetische Disposition (u.a. langsame Sulfoxidation)	

Nützliche Internetadresse zu dieser Thematik

https://dilin.dcri.duke.edu/   Drug induced liver injury network

7 Unerwünschte Arzneimittelwirkungen am Gastrointestinaltrakt

Hartmut Morck

Nach einer Auswertung von 3664 Klinikeinweisungen zwischen 2000–2006 durch Thürmann (Witten/Herdecke) sind bei 3 bis 7% unerwünschte Arzneimittelwirkungen der Grund für die stationäre Aufnahme. Davon sind wiederum 33% gastrointestinaler Genese. Die Gesetzliche Krankenversicherung wendet nach eigenen Angaben jährlich rund 125 Millionen Euro für die Therapie gastrointestinaler Nebenwirkungen auf.

Phänotypische Merkmale gastrointestinaler Beschwerden sind:

- Druck- und Völlegefühl
- Aufstoßen
- Sodbrennen
- Appetitlosigkeit
- Übelkeit und Erbrechen
- Diarrhö und Obstipation

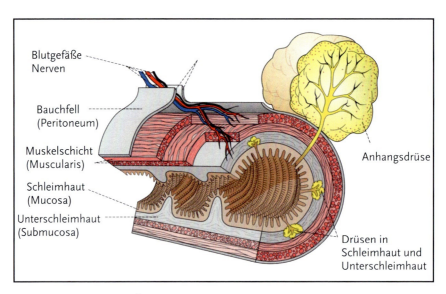

Abb. 7.1: *Anatomische Übersicht des Darmes*

- Krampfartige Schmerzen
- Gastritis mit Erosionen
- Ulzera (Blutungen)

Hauptverursacher gastrointestinaler Nebenwirkungen sind nichtsteroidale Antirheumatika beziehungsweise Analgetika, Antibiotika. Psychopharmaka, Zytostatika und auch Antidiabetika.

Nicht selten sind es ältere Patienten, die betroffen sind, bei denen es kaum möglich ist, eine exakte Medikationsanamnese zu erheben. Daher ist es bei diesen Patienten notwendig, sich mit den Grunderkrankungen und deren Therapien zu beschäftigen, um mögliche Nebenwirkungen am Gastrointestinaltrakt einschätzen zu können.

Nichtsteroidale Antirheumatika (NSAR)

Nach einer Risikoeinschätzung aus dem Jahre 2001 von Peter M. Brooks (Australien) auf der Basis von 15 randomisierten, kontrollierten Studien mit 15000 Probanden, drei Kohortenstudien mit 215000 Patienten und 800000 Kontrollen, sechs fallkontrollierten Studien mit 3000 Patienten, sechs fallkontrollierten Studien mit 3000 Beteiligten sowie Fallserien und Berichten mit 11800 Patienten kommt der Autor zu dem Ergebnis, dass nach zwei Monaten Anwendung von NSAR bei einem von fünf Patienten (also 20%) endoskopisch ein Ulkus nachgewiesen wird. Bei einem von 70 Patienten ist der Ulkus symptomatisch. Bei einem von 150 Patienten blutet der Ulkus und einer von 1200 NSAR-anwendenden Patienten verstirbt an einem blutenden Ulkus.

Aufgrund dieser epidemiologischen Studie wurde in den USA der Spruch laut:

»*Für jeden Dollar, der für NSAR ausgegeben wird, braucht man einen Dollar, um die Nebenwirkungen abzuwenden beziehungsweise zu therapieren.*«

Bei der Risikobewertung wurde von interessierten Kreisen nach Einführung der selektiven COX-2-Inhibitoren die Meinung vertreten, dass diese Gruppe weniger die Ulkusgenese provoziert. Inzwischen wurde durch experimentelle und epidemiologische Studien dieser These widersprochen.

Zwar wird bei COX-2-Applikation im Gegensatz zu selektiven COX-1-Hemmern die gastrale Produktion von Prostaglandin E2 nicht erniedrigt, auch der Blutfluss bleibt unbeeinflusst, was als Schutz gewertet werden kann. Dagegen steht aber die Erhöhung der Leukozytenadhäsion am vaskulären Endothel durch COX-2-Hemmer, die bei COX-1-Hemmern nicht beobachtete wird, so dass es bei beiden COX-Hemmern zu gastralen Schädigung kommen kann.

Bereits 2000 wurde diese Hypothese durch J.L.Wallace aufgrund von Experimenten an Ratten untermauert. Er machte der für die Entstehung gastrointestinaler Komplikationen die Hemmung der COX-1 und gleichzeitig auch der COX-2 verantwortlich.

Eine Auswertung der Daten von 9407 Patienten mit gastrointestinalen unerwünschten Arzneimittelwirkungen bei Langzeittherapien von J.Hippisley-Cox aus dem Jahre 2005 bestätigte die experimentellen Daten von Wallace. Das Risiko für Ulkus und Magenblutungen bei Einnahme von COX-1- als auch COX-2-Inhibitoren war erhöht. Es gab also keine Evidenz für die Hypothese, dass das Risiko bei COX-2- gegenüber COX-1-Inhibitoren reduziert ist.

In mehreren Studien konnten unter der Therapie mit NSAR Co-Faktoren identifiziert werden, die das Risiko für gastrointestinale (GI-)Nebenwirkungen noch erhöhen, unter anderem bei

- gleichzeitiger Corticosteroid-Therapie
- gleichzeitige Antikoagulanzien-Therapie
- hoher Dosierung und langer Dauer der NSDA-Therapie
- früheren GI-Nebenwirkungen in der Anamnese
- höherem Lebensalter
- Behinderungen

Vor diesem Hintergrund wird empfohlen, bei der begründeten Gabe von NSAR eine prophylaktische Medikation zu diskutieren.

Will man ein Ranking bezüglich des GI-Nebenwirkungsrisikos vornehmen, kann auf die Daten verschiedener Studien zugegriffen werden, die zumindest bei den COX-1- beziehungsweise bei unspezifischen COX-Hemmern die Einschätzung zulassen, dass in der Reihenfolge Ibuprofen < Diclofenac < Naproxen < Meloxicam < Piroxicam < Indometacin < Ketoprofen die GI-Nebenwirkungen zunehmen.

Die GI-Nebenwirkungen können nicht durch eine andere Applikationsform wie Suppositorien oder i.m. beziehungsweise i.v. Gabe vermieden werden, da die Hemmung der Prostaglandinsynthese auch bei diesen Applikationsformen wie nach peroraler Applikation über die systemische Verteilung erfolgt, also auch im Magen wirksam wird.

Prophylaxe der GI-Nebenwirkungen von NSAR

Ziel einer Prophylaxe ist es, schwerwiegende oder sogar tödliche GI-Komplikationen unter der Therapie von NSAR zu verhindern. Nach den bisher vorliegenden Studienergebnissen sind Antazida oder H_2-Antagonisten offensichtlich nicht dazu in der Lage. In einer prospektiven Studie von G. Singh mussten asymptomatische Patienten nach prophylaktischer Gabe von Antazida oder H_2-Antagonisten häufiger wegen GI-Nebenwirkungen stationär behandelt werden als Patienten ohne Prophylaxe.

Als positives Prophylaktikum kann das Prostaglandin-E1-Analogon Misoprostol bewertet werden. Es konnte in Studien belegen, dass nicht nur die asymptomatischen Läsionen um 90% sondern auch Ulkusblutungen um 40% reduziert werden. Auf Grund der Kosten wird die Prophylaxe mit Misoprostol allerdings nur bei Hochrisikopatienten empfohlen.

An erster Stelle bei der Prophylaxe von GI-Nebenwirkungen unter NSAR-Therapien steht der Protonenpumpenhemmer Omeprazol, der in zwei großen Vergleichsstudien dem Misoprostol und einem H_2-Antagonisten überlegen war. Neben Omeprazol bietet sich auch Pantoprazol zur Prophylaxe von GI-Nebenwirkungen an.

Die Frage, ob bei Patienten mit einer Low-Dose-Acetylsalicylsäure-Therapie zur KHK- Sekundärprophylaxe GI-Komplikationen auftreten können, muss mit Ja beantwortet werden. Die Inzidenz gastrointestinaler Blutungen wird unterschätzt, wie eine epidemiologische Studie aus Spanien zeigen konnte. Immerhin war bei 45% der wegen GI-Blutungen hospitalisierten NSAR-Patienten eine Low-Dose-ASS-Therapie die Ursache der Komplikation.

Antibiotika

Im Prinzip beeinflussen alle Antibiotika die Darmflora mit der Folge einer Verschiebung im Keimspektrum und der Resistenzlage der Darmbakterien. Phänotypisch müssen diese Veränderungen nicht unbedingt Symptome auslösen. Wenn, dann kommt es meistens zu einer Antibiotika-assoziierten Diarrhö (AAD), die in der Regel selbstlimitierend ist, aber auch zu schweren lebensbedrohlichen Komplikationen führen kann. Antibiotika sind für circa ein Viertel der arzneimittelbedingten Durchfallerkrankungen verantwortlich zu machen. Begleitet werden diese Durchfälle häufig von Völlegefühl, Übelkeit, Blähungen und Appetitlosigkeit. Die Inzidenz der AAD ist bezogen auf die einzelnen Antibiotika unterschiedlich, wie Tabelle 7.1 zeigt, die auf einer Consensus Conference in Zürich 1998 erarbeitet wurde.

Tabelle 7.1: *Inzidenz der Antibiotika-assoziierten Diarrhö (AAD)*

Clindamycin	49%
Cephalosporine	46%
Amoxicillin/Clavulansäure	29%
Ampicillin	25%
Penicilline	15%
Erythromycin	14%
Tetracycline	10–25%
Chinolone	5%

Interessant für die Diagnose einer AAD ist die Zeitspanne von der ersten Dosis bis zum Auftreten der ersten Symptome (Tabelle 7.2).

Tabelle 7.2: Zeitspanne zwischen Einnahme des Antibiotikums und Auftreten der AAD

Amoxicillin	sofort
Ampicillin/Sulbactam	1 Tag
Erythromycin	8 Tage
Ceftriaxon	8 Tage
Augmentin (Amoxicillin/Clavulansäure)	13 Tage
Ampicillin	14 Tage
Ciprofloxacin	17 Tage
Clindamycin	20 Tage

Nur bei 20 % der Patienten mit AAD lässt sich ein spezieller Erreger nachweisen. Bei der Mehrzahl dieser Fälle ist Clostridium difficile die Ursache, wobei die Inzidenz der Clostridium-difficile-assoziierten Diarrhöen mit dem Alter der Patienten stark zunimmt. Während die Inzidenz bei Patienten mit einem Alter unter 40 Jahren unter 10 % liegt, sind 75 % der über 90-Jährigen betroffen.

Zu beachten ist, dass eine Clostridium-difficile-assoziierte Diarrhö zu einer pseudomembranösen Kolitis führen kann, die ihre Ursache in den von C. difficile produzierten Toxinen A und B hat. Von einer einfachen Diarrhö kann es dann aufgrund dieser Toxine über eine Kolitis mit und ohne Pseudomembranen zu einer fulminanten Kolitis bis zum toxischen Megakolon kommen.

Die Mittel der Wahl zur Therapie der Clostridium-difficile-Infektion sind Metronidazole, Vancomycin und Fidaxomicin. Die Substanzen haben eine Ansprechrate von 90 % und sollten 10 Tage gegeben werden. Als sinnvolle Ergänzung dieser Therapie hat sich in mehreren Studien die Gabe von Probiotika (Saccharomyces boulardii oder Lactobacillus rhamnosus) erwiesen.

Der Vollständigkeit halber soll auch darauf hingewiesen werden. dass eine hochaktive antiretrovirale Therapie (HAART) mit allen verfügbaren Virustatika bei HIV-infizierten Patienten ebenfalls zu weichen Stühlen bis hin zu Durchfällen führen kann, die mit Übelkeit und Erbrechen verbunden sein können.

Psychopharmaka

Psychopharmaka, insbesondere Antidepressiva, Neuroleptika, Antidementiva, Tranquilizer, Hypnotika, Psychostimulanzien, aber auch Antiepileptika und Parkinsonmittel, zählen laut Arzneimittelreport zu den am häufigsten verordneten Arzneimitteln. Sie beeinflussen nicht nur das zentrale Nervensystem, sondern durch Interaktionen mit Rezeptoren des enteralen Nervensystems über cholinerge, adrenerge, dopaminerge und serotonerge Impulse die Motilität des gesamten Gastrointestinaltraktes. Die Folgen sind Übelkeit, Erbrechen, Refluxbeschwerden, Obstipation, aber auch Diarrhöen.

Das enterale Nervensystem, bestehend aus zwei netzförmigen Geflechten von Ganglien und verbindenden Nervensträngen, steuert die Funktionen des Gastrointestinaltraktes unabhängig vom ZNS. Stoffe, die cholinerge Impulse geben oder verstärken, wie Antidementiva vom Typ Acetylcholinesterasehemmer, steigern die Peristaltik. Stoffe mit Katecholaminwirkung, wie Dopamin und Nordarenalin, hemmen die gastrointestinale Motilität. Umgekehrte Effekte zeigen Anticholinergika, was sich zum einem in dem verminderten Speichelfluss mit der Folge von Mundtrockenheit zeigt, zum anderen durch Blockade des Calciumeinstroms in die Zellen der glatten Muskulatur zur Minderung des Muskeltonus im Magen-Darm-Trakt mit der Folge einer Obstipation führt.

Serotonin ist nicht nur ein wichtiger Neurotransmitter im ZNS, sondern auch im enteralen Nervensystem, was sich schon darin zeigt, dass sich 90 % des körpereigenen Serotonins im Gastrointestinaltrakt befindet (im Gehirn nur 01 %).

Serotonin initiiert die Kontraktion glatter Muskelzellen. Über NO-vermittelte Mechanismen kann aber auch durch Serotonin eine Relaxation der glatten Muskulatur vermittelt werden. An diesen Prozessen sind v. a. die Serotonin-Rezeptoren 5HT-p1, 5HT-2, 5HT-6, 5HT-7 sowie 5HT-3 und 5HT-4 beteiligt. Die enterale Freisetzung von Serotonin erhöht über die Aktivierung von 5HT-3- und 5HT-4- Rezeptoren die Sekretion und steigert die Peristaltik im Magen-Darm-Trakt. Es kommt zu einer Flüssigkeits- und Elektrolytsekretion ins Interstitium, was sich klinisch in Durchfällen manifestiert. Da 5-HT-3-Rezeptoren auch im ZNS vorkommen, löst Serotonin über die Interaktion dieser Rezeptoren Übelkeit und Erbrechen aus. Auch die 5HT-4-Rezeptoren sind sowohl im Gastrointestinaltrakt als auch im ZNS zu finden. Im ZNS beeinflusst Serotonin über die 5HT-4-Rezeptoren die Dopaminfreisetzung und damit die kognitiven und die Denkprozesse. Im Gastrointestinaltrakt wird durch die Aktivierung der 5HT-4-Rezeptoren der Tonus der glatten Muskulatur und damit die Peristaltik erhöht.

Nebenwirkungen

Damit wird verständlich, dass Psychopharmaka, die mit cholinergen und/oder serotonergen Rezeptoren interagieren, auch den gastrointestinalen Bereich beeinflussen.

Die klassischen, trizyklischen Antidepressiva , wie Amitriptylin, Clomipramin, Desipramin, Doxepin, Imipramin, Maproptillin, Mianserin, die die postsynaptische Wiederaufnahme von Noradrenalin und Serotonin hemmen, zeichnen sich aufgrund der anticholinergen Wirkung durch Obstipation, Akkommodationsstörungen und Mundtrockenheit aus. Durch die katecholaminerge Aktivität der trizyklischen Antidepressiva wird außerdem die gastrointestinale Motilität verstärkt.

Bei den Antidepressiva neuer Generation, wie den selektiven Serotoninwiederaufnahmehemmern (SSRI) Citalopram, Fluoxetin, Fluvoxamin, Paroxetin, Sertralin sind die Hauptnebenwirkungen Übelkeit und Diarrhöen. Beim Venlafaxin , einem selektiven Serotonin- und Noradrenalinwiederaufnahmehemmer (SSNRI), steht die Übelkeit im Vordergrund.

Mirtazepin steuert seine antidepressive Wirkung nicht durch Wiederaufnahmehemmung, sondern durch die Blockade präsynaptischer Rezeptoren, die die Freisetzung von Nordadrenalin und Serotonin erhöhen. Dadurch werden typische serotonerge Nebenwirkungen am Gastrointestinaltrakt vermieden. Mirtazepin gehört bezüglich des Magen-Darm-Traktes zu den verträglicheren Antidepressiva.

In neuerer Zeit wird aufgrund von Fallberichten und retrospektiven Studien ein erhöhtes Risiko für Blutungskomplikationen unter SSRI postuliert. Als Mechanismus wird die Hemmung der Thrombozytenaggregation durch Serotonin diskutiert. Dabei ist das Blutungsrisiko offensichtlich von dem Ausmaß der Serotoninwiederaufnahmehemmung abhängig. Demnach ist es bei Paroxetin, Clomipramin, Sertralin und Fluoxetin am höchsten.

Die typischen Neuroleptika entfalten ihre Wirkung über die Bindung an D3- und D4- Rezeptoren, eine Blockade der D1- und D2-Rezeptoren und einem kombinierten D2-5HT-2-Anatgonismus. Gastrointestinale Nebenwirkungen beschränken sich auf anticholinerge Effekte wie Mundtrockenheit und Obstipation.

Bei den atypischen Neuroleptika, einer relativ heterogenen Arzneistoffgruppe mit Stoffen wie Chlorpromazin, Levopromazin, Chlorprothixen, Risperidon, Clozapin, Olanzapin, Ziprasidon, können neben Übelkeit und Obstipation, die sich bis zu einem Ileus entwickeln kann, auch eine Pankeratitis beobachtet werden.

Besonders auffällig bezüglich gastrointestinaler Nebenwirkungen sind Clozapin und Olanzapin. Nur bei diesen beiden Stoffen ist das Auftreten einer akuten Pankreatitis beschrieben worden. Clozapin hat die höchste anticholinerge Wirksamkeit, die für die unter Clozapin häufig beobachtete gastroösophageale Refluxkrankheit als Erklärung herangezogen wird.

Als letzte Gruppe der Psychopharmaka, die mit gastrointestinalen Nebenwirkungen belastet ist, sind die Antidementiva aus der Gruppe der Acetylcholinesterasehemmer (Donepezil, Galantamin, Rivastigmin) zu nennen. Der Grund der gastrointestinalen Nebenwirkungen dieser Substanzen liegt in der vermehrten Verfügbarkeit von Acetylcholin. Die Symptome sind Übelkeit, Erbrechen und Diarrhö sowie ein deutlicher Gewichtsverlust.

Zusätzliche Kurzinformationen

- **Lithiumsalze:** initial Übelkeit und Erbrechen, Durchfälle
- **Antidepressiva:** aufgrund anticholinerger und adrenerger Wirkungen Schluckbeschwerden und aufgrund des verringerten Sphinktertonus eventuell Manifestation einer Hiatushernie; circa 30% der Patienten sind obstipiert; Verstärkung bei gleichzeitige Einnahme von Neuroleptika und Anticholinergika
- **Tranquilizer:** Übelkeit, Erbrechen, Appetitlosigkeit, epigastrale Beschwerden, Durchfall oder Obstipation. Durch Dosisreduktion oder Arzneistoffwechsel zu vermeiden
- **Antiepileptika:** Übelkeit, Erbrechen. Appetitlosigkeit. Valproinsäure zeigt Hepatotoxizität und Pankreatitis (kontinuierliche Kontrolle notwendig)
- **Parkinsontherapeutika:** trockener Mund, verzögerte Magenentleerung, Appetitlosigkeit, Verstopfung. L-Dopa und Dopaminagonisten: Appetitlositkeit, Übelkeit, Brechreiz (verursacht durch eine Stimulation des Brechzentrums in der Medulla oblongata)

Antitumormittel/Zytostatika

Gatrointestinale Nebenwirkungen sind die häufigsten unerwünschten Wirkungen einer zytotoxischen Chemotherapie und beeinträchtigen massiv die Lebensqualität der Krebspatienten. Die Therapie der gastrointestinalen Nebenwirkungen ist damit ein Teil der Krebstherapie. Der Grund der hohen Nebenwirkungsrate bei einer zytotoxischen Tumortherapie liegt darin, dass die Therapie unspezifisch ist und auch gesunde Zelle des Organismus geschädigt werden. Zu den wichtigsten gastrointestinalen Nebenwirkungen gehören:

- Appetitlosigkeit
- Übelkeit (Nausea)
- Erbrechen (Emesis): akut, verzögert und antizipatorisch
- Stomatitis/Mukositis
- Diarrhö
- selten Obstipation

Damit die leicht erklärbaren Nebenwirkungen nicht zu lebensbedrohlichen Komplikationen bei den Tumorpatienten führen, ist die Therapie der unerwünschten Wirkungen wichtig und muss zentraler Bestandteil der Tumortherapie sein.

Übelkeit und Erbrechen

Die Genese des zytostatikainduzierten Erbrechens ist noch nicht vollständig aufgeklärt. Es wird diskutiert, dass eine direkte oder indirekte Stimulation des Brechzentrums stattfindet. Daran sind wahrscheinlich unter anderem Dopamin, Serotonin, Histamin und Substanz P, ein Neurokininrezeptoragonist, beteiligt. Das Wirkprinzip gründet sich auf eine Inhibition der spezifischen Rezeptoren, durch die das Brechzentrum stimuliert wird.

Daraus ergibt sich die Rationale, dass bei einer zytostatikainduzierten Emesis zum einem 5HT-3-Rezeptor-Antagonisten (Setrone: Ondansetron, Granisetron, Dolasetron, Palonosetron und Tropisetron) und die Neurokinin-1-Rezeptorantagonisten Aprepitant und Fosaprepitant, oft mit Dexamethason kombiniert, eingesetzt werden.

Für die *akute Emesis*, die innerhalb von 24 Stunden nach Gabe des Zytostatikums beginnt und 6 bis 24 Stunden anhalten kann, ist ein Setron das Mittel der Wahl.

Bei der *verzögerten Emesis*, die nach mehr als 24 Stunden nach der Zytostatikagabe insbesondere von Cisplatin, Doxorubicin und Ifosfamid auftritt und mehrere Tagen anhalten kann, hat sich die Gabe von Dexamethason und einem Neurokinin-1-Rezeptorantagonisten als wirksam erwiesen.

Die *antizipatorische Emesis* tritt unabhängig von der Gabe eines Zytostatikums auf. Sie ist also keine zytostatikainduzierte Nebenwirkung, sondern eine psychische Störung. Sie sollte deshalb mit psychotherapeutischen Maßnahmen, eventuell unterstützt durch die Gabe eines Benzodiazepins, behandelt werden.

Tabelle 7.3: *Emesis-Risikogruppen nach der Perugia International Antiemetic Consensus Conference 2004 (Ann Oncol 17:20–28)*

Risiko	Substanz
Hoch	Cisplatin
>90% der Patienten	Cyclophosphamid
	Carmustin
	Streptozotocin
	Dacarbazin
Moderat	Oxaliplatin
30–90% der Patienten	Cytarabin
	Carboplatin

Risiko	Substanz
	Ifosfamid
	Doxorubicin
	Epirubicin
	Irinotecan
Gering	Paclitaxel
10–30 % der Patienten	Docetaxel
	Mitoxantron
	Etoposid
	Methotrexat
	Mitomycin
	Gemcitabin
	5-Fluorouracil
	Cetuximab
Minimal	Bleomycin
< 10 % der Patienten	Busulfan
	Fludarabin
	Vinblastin
	Vincristin
	Bevacizumab

Mukositis

Die Schleimhausläsionen im Mund- und gastrointestinalen Bereich sind direkte Folgen einer zytostatischen Therapie. Von der Schädigung sind nicht nur die Epithelzellen, sondern auch die Submukosa und die extrazelluläre Matrix betroffen.

Die Schäden sind Folgen einer gesteigerten Apoptose und Nekrose des Gewebes mit Ausbildung von Ulzerationen. Die bakterielle Besiedlung der Mukosa führt zu einer weiteren Zerstörung der Mukosabarriere.

Die Inzidenz der Mukositis bei der üblichen Chemotherapie liegt bei 5 bis 30 % und nimmt bei einer Strahlentherapie deutlich zu. Bei Hochdosenchemotherapie kann die Inzidenz auf 90 % steigen.

Die Basis zur Vermeidung und Therapie einer Mukositis ist eine sorgfältige und regelmäßigen Mundpflege (z. B. Mundspülungen mit Kochsalzlösung). Weitere Maßnahmen sind: In Einzelfällen Behandlung mit dem Antioxidans Amifostin, Kryotherapie (Lutschen von Eiswürfeln). Große Hoffnungen werden mit der Palifermin-Therapie, einem humanen Keratinozyten-Wachstumsfaktor (KGF) verbunden. Palifermin bindet an den KGF-Rezeptoren der Epithelzellen und regt deren Proliferation, Differenzierung und Migration an. Außerdem wird die Sekretion von TNF-alpha und Gammainterferon reduziert und die Apoptose der verletzten Epithelzellen verhindert. In Studien konnte eine 30%ige Reduzierung der Mukositidenrate errreicht werden.

Diarrhö

Verschiedene Zytostatika können chemotherapieinduzierte Durchfälle (CID) verursachen, die die Therapie verzögern, die Lebensqualität beeinflussen und die Compliance verschlechtern. Ursachen können sekretorische, exsudative und osmotische Gründe haben sowie eine Malabsorption und Dysmotilität als Folgen der Chemotherapie sein.

Therapeutisch können die CID mit Loperamid, Opioiden und in seltenen Fällen mit Somatostatinanaloga wie Octreotid behandelt werden, verbunden mit einer ausreichenden Elektrolyt- und Flüssigkeitssubstitution.

Abschließend sollen noch einige Arzneistoffgruppen in Tabelle 7.4 aufgelistet werden, die ebenfalls bezüglich gastrointestinaler Nebenwirkungen erwähnt werden müssen.

Tabelle 7.4: *Weitere arzneistoffinduzierte Nebenwirkungen*

Arzneistoff	Nebenwirkungen
Antikoagulanzien	Magen-/Darmblutungen
Antidiabetika	
Sulfonylharnstoffe, Glinide	Völlegefühl, Meteorismus, Übelkeit, Erbrechen, Appetitlosigkeit,
α-Glucosidasehemmer	Durchfall, Flatuleszenz
Inkretinmimetika	Übelkeit, Erbrechen, Diarrhoe, Schwindel
DDD-4-Inhibitoren (Gliptine)	Übelkeit, Flatulenz, Obstipation
Opioide	Obstipation
Methotrexat	Stomatitis, Übelkeit, Leberenzymerhöhung

8 Unerwünschte Arzneimittelwirkungen an der Haut

Hans F. Merk

Als Barriereorgan par excellence verfügt die Haut über viele Schutzmechanismen. Hierzu gehören beispielsweise arzneimittelmetabolisierende Enzyme sowie ein Immunsystem, das auch für die Auslösung von Überempfindlichkeitserscheinungen verantwortlich gemacht werden kann. Daher kann die Haut in besonderem Maße ein Signalorgan für allergische Arzneimittelreaktionen sein. Darüber hinaus reagiert die Haut mit verschiedensten Krankheitsbildern auf Arzneimittel, die zu einem großen Teil allergisch bedingt sind, aber auch pseudoallergische oder pharmakologisch-toxikologische Ursachen haben können (Tabelle 8.1).

Allergische Reaktionen setzen eine vorherige Sensibilisierung des Patienten voraus, das heißt die Ausbildung auf das jeweilige Arzneimittel spezifisch reagierender T-Lymphozyten oder Antikörper nach Antigenpräsentation durch

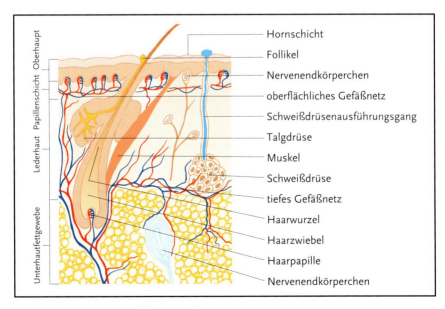

Abb. 8.1: *Anatomische Übersicht der Haut*

antigenpräsentierende Zellen, wie z. B. dendritische Zellen, Makrophagen, Monozyten oder B-Lymphozyten.

Eine besondere Bedeutung haben Antigen-präsentierende Zellen auch für den oxidativen, Cytochrom-P450-abhängigen Metabolismus von Xenobiotika, da sie über ein besonders gut induzierbares Cytochrom-P450-System verfügen und sehr wahrscheinlich nicht nur für die Antigen-Prozessierung und -Präsentation, sondern auch für den Metabolismus kleinmolekularer Antigene ein entscheidendes Kompartiment in der Haut darstellen.

Pseudoallergische Reaktionen manifestieren sich mit den klinischen Symptomen, die zumeist mit Allergien verbunden sind, aber eine andere Pathogenese besitzen. Ein Beispiel ist die Analgetika-Intoleranz, bei der durch Beeinflussung des Metabolismus der Arachidonsäure durch nichtsteroidale Antiphlogistika die Ausbildung von Leukotrienen begünstigt wird, was schließlich zu Urtikaria, Angioödem, Rhinitis, Asthma oder sogar zu einem anaphylaktischen Schock führen kann. Ein weiteres Beispiel sind Angioödeme bei Einnahme von ACE-Hemmern. Wichtig bei diesen Reaktionen ist, dass sie von der *pharmakologischen* Charakteristik der einzelnen Substanzen abhängig ist, das heißt Kreuzreaktionen zwischen einem *pharmakologisch* gleich reagierenden Medikament bestehen können, während bei allergischen Reaktionen die Reaktion abhängig ist von der *chemischen* Struktur des Medikamentes und damit Kreuzreaktionen zwischen *chemisch* ähnlichen Medikamenten auftreten können.

Biologika und Medikamente, die im Rahmen einer »targeted therapy« angewendet werden, können gerade wenn Zellproliferation und -differenzierung die pharmakologischen Zielstrukturen sind, unerwünschte Wirkungen an der Haut auslösen, die zum Teil durch die Zielstruktur gegeben (target on) oder davon unabhängig sind (target off).

Schließlich konnte eine Wechselwirkung zwischen proentzündlichen Cytokinen und der Keratinozytendifferenzierung einschließlich der Ausbildung des Stratum corneum aufgezeigt werden. So hemmt das proentzündliche Interleukin 31 in der Epidermis das für die Barrierefunktion wesentliche Filaggrin.

Allergische Reaktionen

Allergische Reaktionen können sich als Sofortreaktion manifestieren, also mehr oder weniger unmittelbar nach Antigenkontakt auftreten, oder als verzögerte Reaktion. Die typische Soforttypreaktion der Haut auf Medikamente geht einher mit Urtikaria, Angioödem und im Extremfall anaphylaktischem Schock. Sie ist zumeist durch spezifisch auf das Medikament reagierende IgE-Antikörper verursacht.

Unerwünschte Arzneimittelwirkungen an der Haut

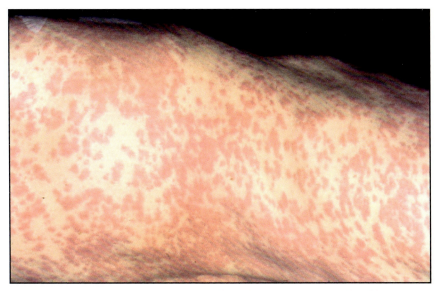

Abb. 8.2: *Makulopapulöses Arzneimittelexanthem. Über 90% aller allergischen Arzneimittelreaktionen der Haut entsprechen dieser Diagnose, bei der aber eine umfangreiche Differenzialdiagnose einschließlich verschiedener Virusexantheme zu berücksichtigen ist.*

Die meisten allergischen Arzneimittelreaktionen der Haut manifestieren sich aber als makulopapulöses Exanthem (Abb. 8.2). Es zählt zu den allergischen Spättypreaktionen und wird durch spezifisch auf das Medikament reagierende T-Lymphozyten ausgelöst. Neben diesen therapeutisch gut zu beherrschenden Arzneimittelreaktionen gibt es sehr schwere Arzneimittelreaktionen der Haut, die zum Teil mit einer hohen Letalität einhergehen.

Zu den schweren kutanen Arzneimittelreaktionen werden die akut generalisierte eruptive Pustulose (AGEP), das Hypersensitivity Syndrom (DRESS), das Steven-Johnson-Syndrom (SJS) und die toxische epidermale Nekrolyse (TEN) gezählt. Bei Krankenhausaufnahme betroffener Patienten wird ein so genannter Scorten-Score erstellt. Liegt dieser Score über 4, muss mit einer Letalität von über 90% gerechnet werden (Abb. 8.3, 8.4).

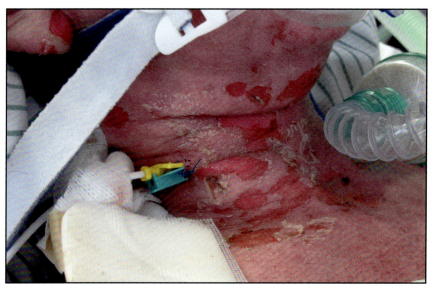

Abb. 8.3: *Toxische epidermale Nekrolyse (TEN)*

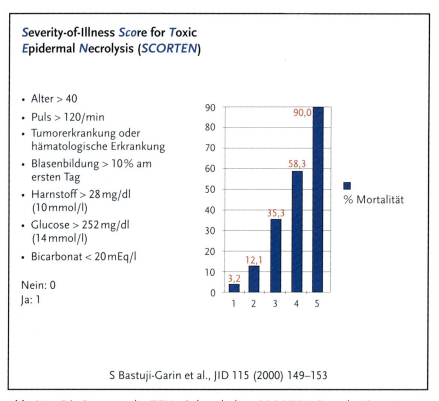

Abb. 8.4: *Die Prognose des TEN wird nach dem SCORTEN-Score bestimmt*

Während allergische Soforttypreaktionen und Arzneimittelexantheme meistens durch Antibiotika ausgelöst werden (Tabelle 8.2), entstehen SJS/TEN meist nach Gabe anderer Medikamente wie Allopurinol und Antikonvulsiva (Tabelle 8.3). Die Tatsache, dass v. a. Antibiotika am häufigsten allergische Arzneimittelreaktionen der Haut auslösen, weist darauf hin, dass nicht nur die Chemie eines Medikamentes für die Auslösung einer solchen Allergie entscheidend ist, sondern dass andere Faktoren, wie insbesondere die zugrunde liegende Erkrankung – also in diesem Fall Infektionen – eine ursächliche Rolle spielen können. Das unterstützt die Danger-Hypothese als wesentliche pathophysiologische Voraussetzung der Entstehung einer Arzneimittelsensibilisierung. Sie geht davon aus, dass neben der Antigenerkennung durch das Immunsystem auch ein zweites Signal, das Gefahrensignal, durch das Immunsystem erkannt werden muss, damit eine allergische Überempfindlichkeitsreaktion entsteht. Man kann sich vorstellen, dass bei einer Infektion viele proentzündliche Faktoren, z. B. Zytokine, ausgebildet werden, um das Immunsystem gegen die Infektion zu aktivieren und damit ein Gefahrensignal an das Immunsystem gesendet wird. In dieser Situation ist das Entstehen einer Sensibilisierung besonders begünstigt. Zwei weitere pathophysiologische Mechanismen werden als Ursache allergischer Arzneimittelreaktionen diskutiert und experimentelle Ergebnisse haben für diese Auffassung Evidenz geliefert. Dazu gehört die Hapten-Hypothese, nach der niedermolekulare Medikamente, z. B. Sulfonamide, sich an eine höhermolekulare Substanz, z. B. an ein Peptid, binden müssen, um dann anschließend durch antigenpräsentierende Proteine, wie den MHC-I- oder den MHC-II-Komplex, von antigenpräsentierenden Zellen gegenüber T-Lymphozyten präsentiert werden zu können. Nach der so genannten p-i-Hypothese tritt direkt eine pharmakologische Interaktion mit einem T-Zell-Rezeptor auf, die zu einer Aktivierung von T-Lymphozyten und schließlich zu Symptomen einer allergischen Arzneimittelreaktion führt.

Blasenbildende Arzneimittelreaktionen

Besonders gefährliche Arzneimittelnebenwirkungen stellen blasenbildende Hautreaktionen dar. Eine zumeist harmlose Form ist die so genannte fixe Arzneimittelreaktion, die sich dadurch auszeichnet, dass bei Exposition gegenüber einem bestimmten Medikament immer an einer bestimmten Stelle eine etwa fünfmarkstückgroße Rötung mit zentraler Blasenbildung auftritt. Gelegentlich kann dieses Krankheitsbild auch in Form von multiplen fixen Reaktionen auftreten. Auch bei dieser Form ist kennzeichnend, dass die Manifestationen immer an denselben Hautstellen zu finden sind. Vor allem β-Lactam-Antibiotika, NSAIDs und COX-2-Hemmer sind Ursache dieser Reaktionen.

Sehr viel schwerwiegender sind das Steven-Johnson-Syndrom und die toxische epidermale Nekrolyse. Bei diesen Krankheitsbildern sind neben der Haut auch die Schleimhäute betroffen, mindestens in zwei Arealen, zumeist im Bereich des Mundes und im Genitalbereich. Ist die Haut zu nicht mehr als 10 % durch eine Blasenbildung betroffen, spricht man von einem Steven-Johnson-Syndrom. Ist die Haut zu mehr als 30 % betroffen, spricht man von einer toxischen epidermalen Nekrolyse und sind 10 bis 30 % betroffen, spricht man von einer Übergangsform SJS/TEN.

Untersuchungen zur Pathophysiologie haben gezeigt, dass direkte zytotoxische Aktivitäten von T-Lymphozyten gegenüber Keratinozyten zur Blasenbildung führen. Diese Zytotoxizität der T-Lymphozyten wird im Falle der toxischen epidermalen Nekrolyse v. a. durch die Freisetzung von Granulysin aus T-Lymphozyten bewirkt. Bei diesen sehr schweren Erkrankungen hat sich in den letzten Jahren in einigen Fällen eine Assoziation zwischen dieser Reaktion und bestimmten Medikamenten in einzelnen ethnischen Gruppen gezeigt (Tabelle 8.5)

Weitere Untersuchungen bezüglich der HLA (Human-Leukozyten-Antigen)-Assoziation mit Carbamazepin-bedingten bullösen Hautreaktionen bei Chinesen zeigten, dass Carbamazepin selbst besonders günstig an HLA-B *1502 binden kann. Darüber hinaus zeigte sich, dass nicht alle Patienten mit diesem HLA-Allel eine solche Reaktion auf Carbamazepin ausbilden. In der Gruppe der Patienten, die an dieser Erkrankung litten, wiesen 85 % einen identischen T-Zell-Rezeptor auf den spezifisch reagierenden T-Lymphozyten auf, während die Patienten, die das Medikament vertrugen, obwohl sie für dieses HLA-Allel positiv waren, in keinem Fall diesen T-Lymphozyten-Rezeptor hatten.

Phototoxische Reaktion

Reaktionen der Haut auf Medikamente können auch nach Lichtexposition – zumeist UVA-abhängig – auftreten. Sulfonamide oder Sulfonylharnstoff-Präparate, weiterhin Chinolone oder nichtsteroidale Antiphlogistika (z. B. Ketoprofen), Tetracycline (insbesondere Doxicyclin), Thiazid-Diuretika, Voriconazol, Vemurafenib, Amiodaron und Psoralen lösen solche Reaktionen aus. Zum Nachweis verwendet man den belichteten Epikutantest, bei dem die fraglichen Medikamente sowohl unter UVA-Exposition sowie zur Kontrolle ohne UVA-Licht appliziert werden. Reagiert der Patient auf das Medikament nur nach UVA-Exposition, gilt das als Nachweis einer phototoxischen oder photoallergischen Reaktion. Zytostatika können gelegentlich zum Rezidiv einer Dermatitis solaris führen in einem Areal, in dem zum Teil Monate zuvor eine solche Reaktion auf UV-Licht bestanden hat, was als eine Recall-Reaktion aufgefasst wird (Abb. 8.5).

Unerwünschte Arzneimittelwirkungen an der Haut

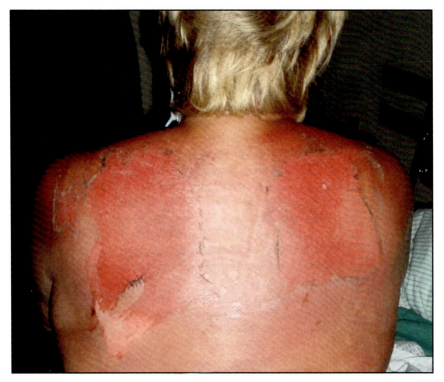

Abb. 8.5: *Phototoxische Recall-Reaktion nach Methotrexat*

Diagnostik

Die Haut spielt auch für die Diagnostik allergischer Reaktionen eine zentrale Rolle. Der Hauttest zum Auffinden des ursächlichen Medikaments sollte immer in den ersten zwei bis sechs Monaten nach einer Arzneimittelreaktion erfolgen, da in dieser Zeit die höchste Sensitivität besteht. Nach einer sorgfältig erhobenen Anamnese kommen bei allergischen Soforttypreaktionen der Prick- und Intracutantest und für Spättypreaktionen wie z. B. dem Arzneimittelexanthem der Epikutantest in Betracht (Tabelle 8.1). Gelegentlich können bei diesen Reaktionen auch der Prick- oder Intracutantest mit Spätablesungen nach 6, 24 und 48 Stunden hilfreich sein.

Zur *In-vitro*-Diagnostik verwendet man serologische und zellbasierte Tests. Bei Sensibilisierungen auf β-Lactam-Antibiotika und Narkosemittel lassen sich in einigen Fällen spezifische IgE-Antikörper nachweisen. Bei schweren anaphylaktischen Reaktionen sollten diese *In-vitro*-Untersuchungen vor Hauttestungen durchgeführt werden. Zellbasierte Assays sind der Basophilen-Aktivierungstest (BAT) und der Lymphozyten-Transformationstest (LTT). Bei Untersuchungsverfahren mit Basophilen werden nach Allergenstimulation bestimmte Oberflächenmarker (z. B. CD63) bzw. die freigesetzten Mediatoren Histamin bzw. Leukotriene als Ausdruck einer Zellaktivierung gemessen. Teilweise erfolgt eine Präaktivierung der Basophilen durch Vorinkubation mit Interleukin-3. Bei der Interpretation ist zu beachten, dass in 5–15 % der Fälle die Basophilen trotz vorhandenem zellulärem IgE nach entsprechender Stimulation nicht aktiviert werden können – so genannte »Non-Responder«. Indikation für den BAT sind allergische Soforttypreaktionen.

Als In-vitro-Test bei allergischen Spättypreaktionen stehen der LTT und der ELISpot-Assay zur Verfügung. Das Prinzip des LTT beruht auf einer Exposition von Lymphozytenkulturen mit dem angeschuldigten Allergen in Anwesenheit antigenpräsentierender Zellen. Als Aktivitätsparameter der Lymphozyten fungiert vornehmlich der Einbau radioaktiv markierten Thymidins durch verstärkte Proliferation. Der Einsatzbereich des LTT umfasst bevorzugt die Abklärung schwerer Arzneimittelunverträglichkeiten, insbesondere Penicillin- und anderer β-Laktam-Antibiotika-Allergien. Neue Entwicklungen des LTT umfassen Änderungen der Endpunktbestimmungen, insbesondere die Expression oder Freisetzung von Cytokinen.

Beim ELISpot Assay werden Lymphozyten und antigenpräsentierende Zellen des Blutes zusammen mit dem verdächtigten Antigen inkubiert. Die Wand der Inkubationsplatte ist mit Antikörpern eines zur Endpunktbestimmung vorgesehenen Zytokin beschichtet. Bei Antigenerkennung werden Lymphozyten Zytokine wie IFN-γ oder Interleukin 4 freisetzen, die mit den Antikörpern präzipitieren. Nach Visualisierung des Präzipitats kann ein ELISpot Reader diese Präzipitate auszählen. Auch für diesen Assay wurde eine hohe Sensitivität z. B. bei Arzneimittelexanthemen auf Penicillin-Derivate beschrieben.

Der LTT war bislang bei schweren bullösen Arzneimittelreaktionen wie dem SJS oder dem TEN wenig hilfreich. Da der Test meistens erst einige Wochen nach der Erkrankung durchgeführt wird, können zu diesem Zeitpunkt v. a. Lymphozytenpopulationen vorliegen, die diese Reaktionen herunterregulieren und daher in Proliferationsassays nur schwer erfasst werden. In der Pathogenese des TEN spielen v. a. cytotoxische Zytokine wie z. B. Granulysin oder Granzym freisetzende Lymphozyten eine zentrale Rolle. Unter Verwendung eines ELISpot Assays wurde daher das freigesetzte Granzym gemessen, was den Nachweis einer Sensibilisierung auf Carbamazepin bei SJS möglich machte.

Biologika

Biologika oder Substanzen mit sehr gezielter pharmakologischer Wirkung werden zunehmend zur Behandlung von entzündlichen Erkrankungen und Tumorerkrankungen verwendet. Auch sie können unter verschiedenen Voraussetzungen zu allergischen Erkrankungen einschließlich Anaphylaxien führen. Zumeist werden diese Reaktionen zu den Target-off-Reaktionen der Biologika gezählt, da sie unabhängig von der pharmakologischen Zielstruktur dieser Präparate sind. Zum einen kann eine direkte Sensibilisierung auftreten, die IgE-abhängig vermittelt wird. Besonders häufig wurden solche Reaktionen auf Infliximab gesehen und es besteht hier auch die Möglichkeit, durch den direkten Nachweis von spezifischem IgE die Diagnose zu sichern.

Besondere Aufmerksamkeit haben in den letzten Jahren anaphylaktische Reaktionen auf Cetuximab gefunden. Diese IgE-abhängigen Sensibilisierungen und Reaktionen sind charakterisiert durch Bindung des IgE-Moleküls an das Diglycosid alpha-Galactose-1,3-alpha-Galactose. Dieses Diglycosid findet sich bei allen Säugetieren mit Ausnahme der Primaten und bei den Knorpelfischen, z. B. dem Hai. Patienten, die IgE-Antikörper gegen diese Struktur bilden, haben häufig unterschiedlich stark wahrgenommene Unverträglichkeitsreaktionen nach Genuss von so genanntem rotem Fleisch, also solchem von Rind, Schwein oder Lamm, während sie Geflügel oder Fische – soweit sie nicht zur Gruppe der Knorpelfische gehören – gut vertragen können. Erhalten diese Patienten Cetuximab, besteht ein erhebliches Risiko, dass sie anaphylaktisch auf diese Substanz reagieren. Die Häufigkeit dieser Reaktionen ist sehr unterschiedlich von Region zu Region. In den Vereinigten Staaten werden diese Reaktion sehr häufig in der Region von Tennessee gesehen, während sie in Boston, New York oder Los Angeles praktisch kaum auftreten. Es hat sich gezeigt, dass eine starke Überlappung zwischen Zeckenstichreaktionen und dem Auftreten von IgE-Antikörpern gegen diese Diglycosid-Struktur bestehen. Wie dieser epidemiologisch sehr sichere Zusammenhang genau pathophysiologisch zu verstehen ist, ist aber bislang noch nicht geklärt.

Eine weitere typische anaphylaktische Reaktion auf Biologika wird sogar in Zusammenhang mit Anti-IgE-Präparaten – z. B. Omalizumab – diskutiert. Die Anti-IgE-Präparate bilden mit IgE einen Immunkomplex und ein solcher Immunkomplex kann zu einer Komplementaktivierung führen, was wiederum in einer Anaphylaxie resultieren kann. Das im Handel sich befindende Omalizumab jedoch bindet im Bereich der Komplementbindungsstelle mit IgE, wodurch die Komplementaktivierung zumeist gehemmt ist und somit die Gefahr einer Anaphylaxie außerordentlich gering bleibt. Neben Soforttypreaktionen kennt man auch allergische Spättypreaktionen, insbesondere auf TNF-α-Antagonisten, die aber häufig schwer zu erkennen sind, da viele Patienten gleichzeitig Glukokortikoide oder Methotrexat erhalten.

Davon zu unterscheiden sind die Target-on-Reaktionen der Biologika. Zu den Target-on-Reaktionen zählen zum einen Cytokin-Release-Syndrome – sehr schwere Krankheitsbilder –, die in der Dermatologie allerdings relativ lange schon bekannt sind, in Form der so genannten Jarisch-Herxheimer-Reaktion bei Patienten mit Syphilis, die Penicillin erhalten. Durch die mit einer starken Entzündung einhergehende Abwehrreaktion gegen die Treponema-Infektion kann es zu einer massiven Freisetzung von proinflammatorischen Cytokinen kommen, die eben zu dem Krankheitsbild des Cytokin-Release-Syndroms führen.

Besondere Probleme bildet eine Gruppe von Reaktionen auf Biologika, die man als Cytokin-Imbalance-Reaktion bezeichnet und die zu Infektionserkrankungen, Autoimmunreaktionen, autoentzündlichen Reaktionen und sogar zur Onkogenese beitragen können. Teilweise wird eine Parallelität zwischen erwünschten und unerwünschten Wirkungen bei Target-on-Reaktionen beobachtet, wie etwa bei dem CTLA4-Antagonisten Ipilimumab.

Biologika können weiterhin Hautreaktionen auslösen, bei denen immunologische Pathomechanismen nicht die Ursache sind. Die wesentlichen unerwünschten Wirkungen dieser Arzneimittelgruppe sind in Tabelle 8.5 zusammengefasst. Ein besonderes Beispiel stellen papulopustulöse Exantheme bei Gabe von EGFR-Inhibitoren und deren antitumorale Wirksamkeit dar. Insbesondere besteht eine Parallelität zu der Schwere dieser Reaktion und dem erwünschten Effekt des Medikaments. Neue Therapieprotokolle wurden erarbeitet, die präventiv gegen diese unerwünschten Wirkungen möglich sind.

Tabelle 8.1: *Einteilung allergischer Arzneimittelreaktionen unter Berücksichtigung der Einteilung immunologischer Erkrankungen nach Gell und Coombs.*
i.c.: intracutan; BAT: Basophilen-Aktivierungstest; LTT. Lymphozyten-Transformationstest, SJS: Stevens-Johnson Syndrom; TEN: toxische epidermale Nekrolyse; DC: dendritische Zellen

	Typ 1	Typ 2	Typ 3	Typ 4
Pathophysiologische Faktoren	IgE	IgG	IgG	IFN-γ, TNF-α, Th1-Zellen, Perforin/Granzyme B
Antigen	Lösliches Antigen	Zell- oder Matrix gebundenes Antigen	Lösliches Antigen	Lösliches und gebundenes Antigen
Effektorzelle	Mastzelle/Basophile	FcR+-Zellen (Phagozyten, NK-Zellen)	FcR+-Zellen; Immunkomplex, Kompl.	DC, T-Lymphozyten
Klinische Beispiele	Urtikaria/Angiödem/Anaphylaxie	Thrombozytopenie; hämolytische Anämie	Serumkrankheit, Vasculitis allergica	Arzneimittelexanthem, SJS/TEN DRESS
Hauttest	Prick/i.c.	Epikutan/Prick/i.c.	Epikutan/Prick/i.c.	Epikutan/i.c.
***In vitro* Test**	Spez. IgE/BAT	IgG	IgG	LTT/ELISpot

Tabelle 8.2: Antibiotika sind häufig Auslöser von Arzneimittelexanthemen, was darauf hinweist, dass Infektionen einen Risikofaktor für Sensibilisierungen gegenüber Medikamenten darstellen (Danger-Hypothese)

Arzneimittel	Reaktionen (N)	Patienten (N)	%	95 % Konfidenz-Intervall
Amoxicillin	63	1225	5,1	3,9 – 6,4
Ampicillin	215	4763	4,5	3,9 – 5,1
Cotrimoxazol	46	1235	3,7	2,7 – 4,8
Semisynth. Penicilline	41	1436	2,9	2,0 – 3,7
Erythromycin	67	3386	2,0	1,5 – 2,4
Penicillin G	68	4204	1,6	1,2 – 2,0
Cephalosporine	27	1781	1,5	0,9 – 2,1
Gentamicin	13	1277	1,0	0,5 – 1,6

Tabelle 8.3: Schwere Arzneimittelreaktionen wie SJS oder TEN werden zumeist von anderen Medikamenten ausgelöst als Arzneimittelexantheme

Medikament	Patienten (%) Ges.: 379
Allopurinol	66 (17,4)
Carbamazepin	31 (8,2)
Cotrimoxazol	24 (6,3)
Nevirapin	21 (5,5)
Phenobarbital	20 (5,3)
Phenytoin	19 (5,0)
Lamotrigin	14 (3,7)

Tabelle 8.4: *Einige Medikamentensensibilisierungen sind – abhängig von ethnischen Gruppen – assoziiert mit bestimmten HLA-Allelen [Chung et al. 2010]*

Allele oder Haplotypen	Arzneimittel	Mit HLA assoziierte UAW
HLA-B*-1502	Carbamazepin	Stevens-Johnson-Syndrom (Han-Chinesen)
HLA-DRB1*1501/ HLA-DQB1*0602/ HLA-DRB5*0101	Amoxicillin-Clavulansäure	Hepatitis
HLA-DQ7	Pyrazolone	Pyrazolon-Hypersensitivität
HLA-A29/HLA-B12/ HLA-DR7	Sulfonamide	TEN
HLA-A29/HLA-DR4, HLA-DQ3/HLA-Cw*7/ HLA-DQB*0502/ HLA-DRB*0101/HLA-DRB3*0202	Clozapin	Agranulozytose
HLA-B*5701/HLA-DR7/ HLA-DQ3	Abacavir	Abacavir-Hypersensitivität (Kaukasier)
HLA-B*DR4 HLA-B*5801	Hydralazin Allupurinol	Arzneimittelinduzierter SLE TEN (Japaner)

Unerwünschte Arzneimittelwirkungen an der Haut

Tabelle 8.5: *Häufige Arzneimittelreaktionen auf Biologika*

	Makulo-papulöses Exanthem	Papulopustu-löses (follikuläres) Exanthem	Hand-Fuß-Syndrom	Reversible Alopezie	Parony-chie	Haar-veränderungen	Xerosis/Pruritus	Keratoakan-thome/Plattenepithel-karzinome	Photo-toxizität
EGFR-I Erlotinib (Tarceva®) Gefitinib (Iressa®) Cetuximab (Erbitux®) Panitumumab (Vectibix®) Lapatinib (Tyverb®)	(+)	++	–	+	++	Trichomega-lie, Hyper-trichose, Pigment-veränderung	+	–	–
MK-I Sorafenib (Nexavar®) Sunitinib (Sutent®)	++	(+) (Sorafenib)	++	+ (Sorafenib)	–	Hypopig-mentierung (Sunitinib)	+	+ (Sorafenib)	–
BRAF-I Vemurafenib (PLX4032) GSK2118436	++	–	+	+	–	–	(+)	++	+
MEK-I Selumetinib (AZD6244)	(+)	++	–	+	+	–	++	–	–
c-kit Imatinib (Glivec®) Dasatinib (Sprycel®) Nilotinib (Tasigna®)	++	–	–	–	–	Pigment-veränderung	+	–	–
mTOR Everolimus (Certican®) Sirolimus (Rapamune®)	(+)	+	–	–	+	–	(+)	–	–

++ sehr häufig   + häufig   (+) möglich   – selten/nicht

9 Unerwünschte Arzneimittelwirkungen am Knochen

Dirk Keiner

Beschwerden des Bewegungsapparates sind als arzneimittelbedingte Nebenwirkungen in manchen medizinischen Teilbereichen (z. B. Arthralgien in der Onkologie) häufig anzutreffen. Unerwünschte Arzneimitteleffekte am Knochen äußern sich durch Eingriff in den Knochenstoffwechsel und -umbau und verursachen Knochenschwund (Osteoporose) und Mineralisationsstörungen (Osteomalazie, Rachitis) bis hin zu Osteonekrosen. Diese Formen der arznei-

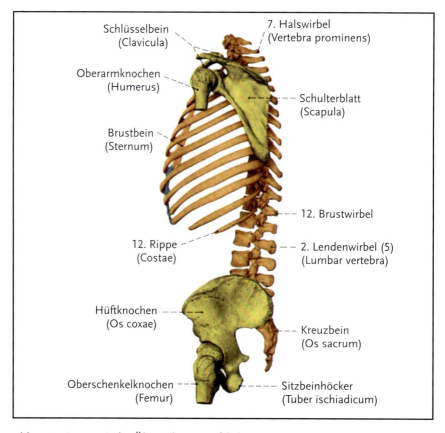

Abb. 9.1: *Anatomische Übersicht Rumpfskelett*

mittelbedingten Knochenschädigung werden bisher in Klinik und Praxis noch zu wenig berücksichtigt und die Patienten nicht ausreichend auf diese Gefahren hingewiesen (Bartl et al. 2009). Im Fokus stehen dabei v. a. das Frakturrisiko und die Frakturprävention. Die Liste osteoporoseinduzierender Arzneistoffe ist lang. Negative Effekte sind meist erst bei längerer Arzneimitteleinnahme (mehr als 6 Monate) zu erwarten. Oft gibt es mehrere Angriffspunkte im komplexen Knochenstoffwechsel (bone turnover, siehe Tabelle 9.1). Auch die Schwere der Grunderkrankung (z. B. Asthma/COPD, Depression, Diabetes mellitus, Knochenmetastasen, Laktose-Intoleranz, Lebererkrankungen, Parkinson, Posttransplantations-Osteoporose, rheumatoide Arthritis, Schilddrüsenüberfunktion) kann zu unerwünschten, klinisch bedeutsamen skelettbezogenen Ereignissen führen. In diesem Kapitel werden aber auch Arzneimittel mit knochenprotektiven Nebenwirkungen beschrieben. Nicht eingegangen wird auf jene Arzneimittel, die zu einer erhöhten Sturzgefährdung v. a. im Alter führen und zu einem erhöhten Frakturrisiko beitragen können (siehe PRISCUS-Liste).

Praxistipps:

- Risikopatienten engmaschig überwachen
- Knochenmineraldichte in Intervallen kontrollieren
- Langzeitanwendungen sowie Kombinationen der nachfolgend beschriebenen Arzneimittel kritisch prüfen
- Patientenschulungen bei Risikopatienten durchführen (Bsp. Osteoporoseprävention bei Glucocorticoid-Therapie)

Tabelle 9.1: *Mechanismen arzneimittelbedingter Osteoporose-Entwicklung (in vivo)*

Arzneimittelgruppe	Effekt auf Knochen-Remodeling		Effekt auf Calcium-Metabolismus		Fraktur-risiko
	Knochen-Resorption	Knochen-Formation	Vitamin-D-Spiegel oder -Aktivität	PTH-Sekretion	
Glucocorticoide	↑	↓	↓	↓↑	
Antikonvulsiva	↑	↑	↓	↑	
Unfraktioniertes Heparin	↑	↓	nicht ermittelt	nicht ermittelt	
Dopaminerge Pharmaka	↑	↑	nicht ermittelt	nicht ermittelt	
Schilddrüsenhormone	↑	↑	↓↑	↓↑	
Androgenentzugstherapie	↑	↑	↓↑	↓↑	
Aromatasehemmer	↑	↑	nicht ermittelt	↓	
Glitazone	↓↑	↓	↓↑	↓↑	
Protonenpumpen-Inhibitoren	↑	↑	↓	↑	
SSRI	nicht ermittelt	↑	nicht ermittelt	nicht ermittelt	
Niedermolekulares Heparin	↑	↓	nicht ermittelt	nicht ermittelt	
Orale Antikoagulanzien	nicht ermittelt	↓	nicht ermittelt	nicht ermittelt	
Schleifendiuretika	↑	↑	↓	↑	
Ovarielle Supression	↑	↑		nicht ermittelt	
Calcineurin-Inhibitoren	↑	↑	↓	↑	
Antiretrovirale Therapie	↑	↓	↓	↑	

PTH – Parathormon, SSRI – Selektive Serotonin-Reuptake-Inhibitioren
↑ erhöht, ↓ verringert, ↓↑ unverändert

Arzneimittel mit knochenkatabolen Nebenwirkungen

Tabelle 9.2: *Schnellübersicht über die wichtigsten Arzneimittelnebenwirkungen, klassifiziert nach Arzneimittelgruppen und Häufigkeit der unerwünschten Arzneimittelwirkungen (nach WHO)*

Gruppe	Gelenk-schmerzen	Frakturen	Osteo-porose	Knochen-schmerzen	Nekrose	Osteo-malazie
Antazida						
Bisphosphonat (Zoledronsäure)					Kiefer* **	
Denosumab					Kiefer* **	
Fluvoxamin						
Sertralin			Knochen-erkran-kungen			Knochen-erkran-kungen
Goserelin						
Pioglitazon	in Kombi mit Metformin					
Phenprocoumon						
Ethambutol/ Pyrazinamid						
Filgrastim						
Pegfilgrastim						
Lenograstim						
Fulvestrant						
Infliximab		Kinder (Morbus Crohn)				
Tamoxifen						
Aromatase-Hemmer (AH)						
Taxane						
Dasatinib						
Imatinib						

weiter Tabelle 9.2:

Gruppe	Gelenk-schmerzen	Frakturen	Osteo-porose	Knochen-schmerzen	Nekrose	Osteo-malazie
Lapatinib	in Kombi mit AH					
Nilotinib	■			■		
Pazopanib	■			■		
Sunitinib	■					
Azacitidin	■					
Mesna	▨					
Tacrolimus	■					

*) im 1. Behandlungsjahr; **) 2. und 3. Behandlungsjahr

sehr häufig (> 10 %)	häufig (1 % bis 10 %)	gelegentlich (0,1 % bis < 1 %)	selten (< 0,1 %)

Antazida/Säureblocker

Das ossäre Risikopotenzial (zentrale und periphere Frakturen) ist bei den *Protonpumpenhemmern* (PPI) belegt und ernst zu nehmen. Über eine verringert intestinale Calciumaufnahme (Calcium wird verstärkt an Fette gebunden) und einen direkten Einfluss der PPIs auf den Knochenstoffwechsel (osteoklastäre H^+/K^+-ATPase verringert) kann die Knochenstabilität sinken. Die Hemmung der Protonenpumpe verringert die schützende Wirkung der Bisphosphonate vor Knochenbrüchen. Auch wenn die meisten Daten Omeprazol betreffen, ist ein Klasseneffekt wahrscheinlich.

Die relative Zunahme des Frakturrisikos liegt in Beobachtungsstudien zwischen 18 und 62 %. Die Auswertung der Nurses' Health Study ergab bei regelmäßiger PPI-Einnahme eine Risikoerhöhung für einen Oberschenkelhalsbruch um 35 %. Zu einem anderen Ergebnis kommt die WHI-Studie (Women's Health Initiative Observational Study and Clinical Trials) mit einer Hazard Ratio für Hüftfrakturen von 1,00 (95 % CI: 0.71–1.40). Ein kausaler Zusammenhang mit einem erhöhten Hüftfrakturrisiko kann nicht abgeleitet werden.

Osteoporosebedingte Frakturen treten bei kontinuierlicher Einnahme (mehr als 7 Jahre) signifikant häufiger auf. Vermutlich ist das erhöhte Risiko abhängig von Dosis, der Einnahmedauer oder von beidem. Der Begleitfaktor Rauchen zeigte einen Einfluss: Bei aktuellen oder früheren Raucherinnen stieg das Risiko um mehr als 50 % im Vergleich zu Nichtrauchern. Nach Absetzen des PPI dauert es bis zur Risikonormalisierung etwa 2 Jahre. In einer anderen Studie war der Zusammenhang zwischen PPI und Hüftfrakturrisiko nur bei Patienten über 70 Jahre signifikant.

H_2-*Rezeptorantagonisten* hemmen die Magensäureproduktion weniger stark als die PPIs (70% vs. 98%) und damit ist der negative Effekt auf den Knochen geringer. Das Frakturrisiko ist verringert, die klinische Bedeutung ist begrenzt. In einer Metanalyse war der Langzeitgebrauch nicht signifikant mit dem Frakturrisiko assoziiert.

Einige Studien und Fallberichte zeigen eine Osteomalazie und Frakturrisikoerhöhung durch Phosphatbindung der *Antazida* (Aluminium-haltige, seltener Calcium-haltige) bei Dauereinnahme von 8 bis 10 Jahren (OR: 1,8; 95% CI 0,8–4,1).

Antibiotika

Die bisherigen Angaben zum Einfluss von Antibiotika auf den Knochenstoffwechsel sind ambivalent. Einerseits kann eine häufige oder langanhaltende Einnahme zu Schäden führen (Osteopenie), andererseits wurde unter Tetracyclineinfluss die Osteoblastenfunktion erhöht.

Bei längerer Einnahme von Antibiotika (Breitbandantibiotika, Sulfonamide, Neomycin) kann durch die Beeinflussung der physiologischen Darmflora die Verfügbarkeit und Synthese von Vitamin K und damit der Kollagensynthese vermindert sein. Ein Probiotikaeinsatz zur Verringerung des Osteoporoserisikos ist sinnvoll. Neben einer Stabilisierung der intestinalen Flora werden in Tierversuchen zahlreiche weitere stabilisierende Effekte auf den Knochen beschrieben.

Antidepressiva

Neben der Grunderkrankung (depressive Patienten sind oft mangelernährt und bewegen sich wenig; zudem ist die Cortisolausschüttung erhöht) erhöhen auch Antidepressiva das Risiko, an einer Osteoporose zu erkranken.

Der Neurotransmitter Serotonin findet sich auch in Osteoklasten, Osteoblasten und Osteozyten. Eine Beeinflussung des Serotonin-Transporter-Systems scheint das Frakturrisiko zu erhöhen. Der tägliche SSRI-Gebrauch (Citalopram, Fluoxetin, Sertralin) verdoppelt im Vergleich zum Nichtgebrauch das Frakturrisiko. Der Knochendichteverlust in Lendenwirbel und Femur entspricht etwa dem unter mehrjähriger Corticoidtherapie. Auch unter trizyklischen Antidepressiva (NSMRI) wie Amitriptylin und Clomipramin steigt das Frakturrisiko. Eine Evidenz für einen dosisabhängigen Effekt fehlt bisher. Beim Einsatz von Lithium scheint trotz des Risikos für Hyperparathyreoidismus in mehreren Untersuchungen die Knochenmasse erhalten oder verbessert zu werden.

Unter Psychopharmaka erhöhen sich das Sturz- und Frakturrisiko.

Antiepileptika

Sowohl das Krankheitsbild Epilepsie (ca. 35% der Frakturen) selbst als auch die knochenabbauende Wirkung von Antiepileptika tragen unabhängig zum 2- bis 6-mal höheren Frakturrisiko bei. Es treten vorwiegend Wirbelkörper- und Schenkelhalsfrakturen auf.

Das Frakturrisiko besonders bei Frauen steigt mit der Einnahmedauer (mehr als 12 Jahre; OR: 4,15) und der kumulativen Dosis an Antiepileptika an. Aber auch Kinder sind betroffen – hier liegt die Frakturhäufigkeit zwei- bis dreimal höher.

Mehrere Angriffspunkte werden diskutiert:

- Erhöhung des Homocystein-Spiegels,
- direkter Einfluss via Osteoblasten/Osteoklasten,
- Cytochrom-P450-Enzym-Induktion.

Der Blutspiegel der Aminosäure Homocystein wird durch B-Vitamine als enzymatische Co-Faktoren gesenkt (B6: Pyridoxin, B9: Folsäure; B12: Cyanocobalamin). Ein geringe Vitamin-B_{12}-Konzentration (< 200 pmol/l) und erhöhte Homocystein-Konzentration (< 15 µmol/l) erhöht das relative Risiko für Frakturen (Männer: 3,8-fach höheres Risiko; Frauen: 2,8-fach höheres Risiko). Vitamin B_{12} hat einen Effekt (DNA-Synthese) auf die Osteoblastenaktivität. Die Knochenmineraldichte war bei Werten unter 148 pmol/l signifikant geringer als über diesem Cut-off-Wert.

Der Vitamin-B_{12}-Blutspiegel wird von zahlreichen Arzneimitteln negativ beeinflusst. Dazu zählen u. a. Antibiotika, Colchicin, Kunstharze (Colestipol, Cholestyramin), H_2-Blocker, L-Dopa plus COMT-Hemmer, Metformin, Methotrexat, orale Kontrazeptiva und Protonenpumpenhemmer. Eine routinemäßige Supplementierung ist bei den meisten Arzneimitteln jedoch nicht notwendig. Der Körper hat große Vitamin-B_{12}-Speicher, so dass eine Unterversorgung klinisch meist erst nach Jahren evident wird. Bei längerfristiger Einnahme von Metformin und H_2-Blockern/PPI (> 4 Jahre) wird eine Routinebestimmung des Vitamin-B_{12}-Status empfohlen.

Eine Enzyminduktion führt zu einen stärken Metabolismus von Vitamin D (CYP24A1) und Sexualhormonen (Hypogonadismus).

Antikoagulanzien

Die therapeutische Beeinflussung der plasmatischen Gerinnung auf oralem (OAK) wie parenteralem Weg (unfraktioniertes Heparin, niedermolekulares Heparin = LMWH) kann den Knochenstoffwechsel beinflussen.

Vitamin-K-Antagonisten/Orale Antikoagulanzien

Es wird angenommen, dass bis zu 50% des täglichen Vitamin-K-Bedarfs durch die bakterielle Darmflora bereitgestellt wird (s. Antibiotika). Eine direkte Hemmung des Knochenvitamins durch Cumarine verhindert über die Blockade der γ-Carboxylierung die Bildung des Knochenmatrixproteins Osteocalcin und damit auch die Knochenformation. Das Auftreten von Osteoporose bei Patienten mit Vitamin-K-Antagonisten wird unterschätzt. Die Effekte auf das Frakturrisiko (vertebral, non-vertebral) sowie die Einnahmedauer sind bisher uneinheitlich bewertet. In einer kleinen Vergleichsstudie war der Knochendichteverlust am Femur nach 1 und 2 Jahren Follow-up bei Einnahme von OAK (Acenocoumarol; 1,8% und 2,6%) geringer als nach Gabe von niedermolekularen Heparinen (Enoxaparin; 3,1 und 4,8%). Fondaparinux reduziert die Knochenmineraldichte in vitro nicht. Rivaroxaban zeigt in vitro einen negativen Effekt auf den Knochen durch Reduktion der Osteoblastenfunktion und damit des Osteocalcins und BMP-2. Eine direkte Thrombininhibition scheint wiederum in vitro einen schützenden Effekt auf den Knochenmetabolismus aufzuweisen.

Heparine

Unfraktioniertes Heparin bindet an Membranproteine der Osteoblasten, hemmt damit die Knochenneubildung und blockiert die Bindung von Osteoprotegerin an den RANK-Ligand (steigert die osteoklastäre Knochenresorption). Diese »Heparin-Osteoporose« ist bei dem heutigen Therapiestandard niedermolekulares Heparin (LMWH) ebenfalls möglich, aber als Nebenwirkung wesentlich geringer ausgeprägt und bisher nicht umfassend untersucht (meist Fallberichte). Die Affinität von LMWH zu Knochenzellen ist geringer. Noch ist unklar, ob eine heparininduzierte Osteoporose nach Absetzen der Heparintherapie reversibel ist. Neben einem dosisabhängigen Effekt (> 10.000 IE/d) sind auch die Anwendungsdauer (> 2 Monate) sowie die Begleitmedikation (Prednisolonäquivalent) entscheidend. Die Langzeitgabe von unfraktioniertem Heparin geht mit einer Frakturinzidenz von 2,2 bis 5% einher und die Knochendichte verringert sich signifikant um bis zu 30%.

Antiretrovirale Therapie (ART)

Bei HIV-Patienten sind aufgrund verringerter Knochenmineraldichte (BMD) ossäre Komplikationen sehr häufig: Osteopenie 36%, Osteoporose 15% und damit etwa 3-fach erhöhte Prävalenz, Osteonekrose 4% und Osteomyelitis < 1%. Sowohl die HIV-Erkrankung als auch die ART beeinflussen den Knochen-Turnover. Das Frakturrisiko ist um 30 bis 70% erhöht. Vor allem in den ersten beiden Therapiejahren verringert sich die BMD um 2 bis 6%. Die Medikamente beeinflussen den Knochen direkt über einen erhöhten Knochen-Turnover. HIV-positive postmenopausale Frauen haben u. a. eine erhöhte TNF-alpha-Konzentration. Hinweise liegen für Proteasehemmer (Lopinavir, Atazanavir und Indinavir) und NRTI (Tenofovir) vor. Das gering erhöhte Frakturrisiko ist bei Betrachtung aller Risikofaktoren (multivariate Analyse) dann jedoch nicht mehr signifikant.

Antipsychotika (Neuroleptika)

Neben der hohen Prävalenz von Nikotin- und Alkoholabusus bei Schizophrenie verzeichnen die Atypika in ihrem Nebenwirkungsprofil einen negativen Effekt auf die Knochendichte. Hyperprolaktinämischer Hypogonadismus kann bei beiden Geschlechtern zu einer verminderten Knochendichte führen. Einerseits werden hierfür verminderte Östrogen- und Androgenspiegel verantwortlich gemacht, andererseits eine direkte Wirkung des Prolaktins am Knochen.

Aromatasehemmer der dritten Generation

Aromatasehemmer (AH; nichtsteroidale: Letrozol, Anastrazol; steroidal: Exemestan) werden in der adjuvanten endokrinen Therapie postmenopausaler Frauen mit hormonrezeptorpositivem Mammakarzinom eingesetzt. Durch die Suppression der Östrogenproduktion erhöht sich das Osteoporose- und damit Frakturrisiko durch katabole Effekte. In regelmäßigen Abständen sollte daher die Knochendichte bestimmt werden (z. B. bei Anastazol vor, während und nach der Behandlung). Die überwiegende Mehrzahl der postmenopausalen Patienten dürfte bei Therapiebeginn zudem einen Vitamin-D-Mangel (25(OH) D-Spiegel <30 ng/ml) aufweisen (78 – 88 %). Besteht zu Therapiebeginn schon eine Osteopenie, dann erhöht sich im Therapieverlauf das Osteoporoserisiko.

Der Knochenumsatz ist um 40–50 % gesteigert und die Knochendichte nimmt jährlich um 1,2–2 % signifikant vs. Placebo ab. Im Vergleich mit Tamoxifen, welches das Frakturrisiko um 32 % senkt, ist das Frakturrisiko bei nichtsteroidalen AH signifikant um 42–100 % erhöht. Für Exemestan zeigte sich eine nicht signifikante Risikoerhöhung von 30 % vs. Tamoxifen und um 24 % vs. Placebo. Einen Vorteil bietet Exemestan nach neueren Daten nicht. Die Knochenmineraldichte sank signifikant um 3,2 % nach 24 Monaten im Vergleich zu Tamoxifen. Gegenüber Placebo waren bei Exemestan die Häufigkeit klinischer Frakturen (6,4 % vs. 6,7 %) und neu diagnostizierte Osteoporose (1,3 % vs. 1,7 %) nicht signifikant verschieden.

Muskuloskelettale Beschwerden wurden bei ca. einem Drittel der mit Aromatasehemmern therapierten Patientinnen beobachtet und treten wiederum im Vergleich zu Tamoxifen häufiger auf. Knochen- und Gelenkschmerzen führen bei bis 20 bis 30 % der Patienten zu einem Therapieabbruch. Arthralgien – am häufigsten der Knie-, Hand und Schultergelenke – manifestieren sich meistens während der ersten Behandlungsmonate (2–6 Monate) und sind oft mit Morgensteifigkeit verbunden.

Dopaminerge Mittel

Der Effekt dopaminerger Pharmaka auf das Frakturrisiko ist bisher kaum untersucht. Die Anwendung von L-Dopa kann eine Hyperhomocysteinämie induzieren. Auch kann eine verbesserte Mobilisation bei Parkinson-Patienten bei nicht kompletter Normalisierung der Bewegungsstörungen zu einer erhöhten Fall- und Frakturrate führen. Der kausale Zusammenhang zum Frakturrisiko lässt sich bisher nicht schlüssig zeigen. L-Dopa als Monotherapie sowie in Kombination mit Dopamin-Agonisten gehen mit einem höheren Frakturrisiko an Hüfte/Femur einher (OR: 1,71; OR: 1,98). Auch der häufige zeitgleiche Gebrauch von Antidepressiva bei Parkinson-Patienten erhöht das Hüft/Femur-Frakturrisiko (OR 3,51).

Östrogenrezeptor-Antagonist Fulvestrant

Für Fulvestrant liegen keine Daten zur Langzeitwirkung auf die Knochen vor. Gepoolte Daten zeigen ein geringes Osteoporoserisiko (250 mg: 0 %, 500 mg: 0,7 %) sowie Frakturrisiko (250 mg: 1,6 %, 500 mg: 2,0 %).

Bisphosphonate

Die Co-Medikation mit Protonenpumpenhemmern (PPI, 18,1 bis 20,1 %) oder H_2-Blockern (5,5 bis 7,5 %) ist häufig. Der gleichzeitige Einsatz von PPIs verringerte abhängig von Dosis und Patientenalter die Risikosenkung des Bisphosphonates. H_2-Blocker haben keinen signifikanten Einfluss.

Unter der Bisphosphonattherapie treten selten atypische Femurfrakturen (Lokalisation distal der Trochantere) auf, meist bei einer längeren oralen Einnahme (> 3–5 Jahre) (Shane et al. 2010). Die Inzidenz liegt bei 1,46 pro 1000 Patientenjahre (Kim et al. 2011). Die Bisphosphonateinnahme erhöht das Risiko für atypische Frakturen vs. typischer osteoporotischer Frakturen um 37 %. Zu den frühen traumafreien Anzeichen zählen Schmerzen, Schwäche oder Beschwerden in Oberschenkel, Hüfte und Leiste. Es wird angenommen, dass durch die Osteoklastenapoptose und die damit verbundene Hemmung des Knochenstoffwechsels es indirekt zu einer Knochenalterung und einer verzögerten Vorbeugung oder Reparatur natürlich vorkommender Ermüdungsbrüche (Stressfrakturen) kommt.

Die Inzidenz für Bisphosphonat-induzierte Osteonekrosen des Kiefers (BRONJ) variiert stark und ist bei oraler Osteoporosetherapie (0,1 pro 1000 Patientenjahre) niedriger als bei der i. v. Gabe bei Krebspatienten (10 pro 1000

Patientenjahre). In prospektiven Studien finden sich beim Multiplen Myelom und Prostatakarzinom Inzidenzen zwischen 17 und 19 %. Das BRONJ-Risiko steigt mit der Behandlungsdauer.

> Kiefernekrosen: Bei der bisphosphonatinduzierten Osteonekrose des Kiefers (BRONJ) liegt der Kieferknochen in der Mundhöhle frei, der mindestens 8 Wochen nicht verheilt ist, in einem zeitlichen Zusammenhang mit einer Bisphosphonatmedikation steht und keiner vorangegangenen Strahlentherapie im Kiefer- und Gesichtsbereich unterzogen worden ist.

Gelenkschmerzen und Knochenschmerzen bei intravenös verabreichten Aminobisphosphonaten (Postinfusions-Symptome durch IL-6 und TNF-alpha) zählen zu den häufigen Nebenwirkungen, die typischerweise nach der ersten Verabreichung auftreten (bei Zoledronsäure meist in den ersten drei Tagen) und sich rasch (< 3 Tage) zurückbilden. Bei wiederholten Applikationen ist die Häufigkeit geringer.

Erythrozytenkonzentrate

Bereits bei der Gabe von 10 bis 15 Einheiten Erythrozytenkonzentrate tritt eine relevante Eisenüberladung auf (Transfusionssiderose und vermehrte Eisenresorption), die das Osteoporoserisiko erhöht. Als Ursachen für eine Osteoporose bei Hämochromatose finden sich die Eisenüberladung selbst, abhängig vom Schweregrad der Eisenüberladung sowie Störungen der Leber (Leberzirrhose) und Gonaden (Hypogonadismus). Bei Patienten mit hereditärer Hämochromatose sind Osteoporose (25 %) und Osteopenie (41 %) sehr häufig.

Orale Antidiabetika

Frakturen finden sich bei der Anwendung von Glibenclamid (3,4 %), Metformin (5 %) und Rosiglitazon (9,3 %). Unter der Langzeitgabe von Metformin wurden Vitamin-B_{12}-Malabsorption und ein Blutspiegelabfall um bis zu 30 % beobachtet.

Unter Glitazonen sinkt die Knochendichte in der Lumbalwirbelsäule und in der Hüfte insbesondere bei Frauen. In vitro führt die Aktivierung von PPAR-gamma-Transkriptionsfaktor zu einem Shift der Zelldifferenzierung von mesenchymalen Stammzellen zu Adipozyten anstelle von Osteoblasten. Das verschiebt das Knochen-Remodeling in Richtung Knochenabbau. Für Pioglitazon liegen Frakturdaten aus Analysen von Nebenwirkungsmeldungen aus randomisierten, kontrollierten, doppelblinden klinischen Studien (Zeitraum: bis zu 3,5 Jahre) vor. Frauen hatten eine höhere Frakturrate (2,6 %) als unter Vergleichsmedikation

(1,7 %). Bei Männern wurde unter Therapie mit Pioglitazon keine erhöhte Frakturrate ermittelt. In der über einen Zeitraum von 3,5 Jahre laufenden PROactive-Studie, traten Frakturen bei 44/870 (5,1 %) der mit Pioglitazon behandelten Patientinnen auf, verglichen mit 23/905 (2,5 %) bei Patientinnen, die mit einer Vergleichsmedikation behandelt wurden. In der ADOPT-Studie traten unter Rosiglitazon 1,2 Frakturen pro 100 Patientenjahre zusätzlich auf.

Das erhöhte Schadenspotenzial (s. auch Kapitel Nebenwirkung Herz) führte zum 01.04.2011 zum Verordnungsausschluss für Glitazone in der GKV.

Glucocorticoide

Mehrere Mechanismen zum Einfluss auf die Osteoporoseentwicklung werden diskutiert. Glucocorticoide hemmen die Bildung des protektiven Faktors Osteoprotegerin (OPG) und Osteocalcintranskription in Osteoblasten bereits nach Kurzzeittherapien (Tage/Wochen) und wirken hemmend auf den Vitamin-D-Stoffwechsel (Bildung von Calcitriol). Durch Induktion von RANKL in Osteoblasten stimulieren sie die Knochenresorption. Neben diesem negativen Einfluss auf die Knochenqualität werden Muskelkraft und Gehfähigkeit beeinträchtigt (Abb. 9.2). Die Sturzneigung erhöht sich.

Unter einer systemischen Behandlung über mehrere Jahre erleiden ungefähr 30 bis 50 % der Patienten eine manifeste Osteoporose. Der trabekuläre Knochen ist besonders betroffen. Frakturen treten daher bevorzugt im Bereich der Wirbelkörper, der Rippen und der Oberschenkel auf. Der Knochenverlust erfolgt in den ersten 6–12 Monaten besonders rasch. Im ersten Jahr können Knochenverluste von über 20 % auftreten. Frakturen ereignen sich bei Prednis(ol)on-Dosen von täglich über 7,5 mg bei 10 – 20 % der Patienten, bei längerem Gebrauch bis zu 50 %.

Im Jahr 2003 wurden die Fach- und Gebrauchsinformationen von inhalativen/nasalen Glucocorticoiden bei der Dosierung (niedrigste effektive Dosis) und den Warnhinweisen (systemische NW bei hohen Dosen über lange Zeiträume, seltener als bei oraler Gabe wie adrenale Suppression, Wachstumsverzögerung, Verminderung Knochendichte, Katarakt, Glaukom) angepasst.

Bei inhalativen Therapien bei chronischen Atemwegserkrankungen nimmt die Knochendichte mit der Einnahmezeit (> 3 Jahre) und der Dosishöhe ab (Tabelle 6.3). Bei Budesonid als Leitsubstanz wird in der Fachinformation eine verringerte Knochendichte/Osteoporose als gelegentliche Nebenwirkung eingestuft. Das gilt auch für eine Wachstumsretardierung von Kindern bei langandauernder Anwendung. Inhalative Corticoide haben auf die Wachstumsverzögerung und Knochenmineralisationsstörungen nur einen untergeordneten Einfluss.

Als weitere (Risiko-) Faktoren für das häufige Vorkommen einer Osteoporose bei COPD- und Asthma-Patienten finden sich mangelnde körperliche Bewegung, Vitamin-D-Mangel und systemische Inflammation.

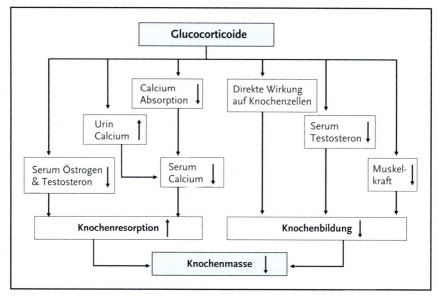

Abb. 9.2: *Einfluss der Glucocorticoide auf die Knochenmasse*

Tabelle 9.3: *»Knochenschonende« inhalative Glucocorticoid-Dosen*

Wirkstoff	Dosisbereiche (µg/d)
Beclometason	< 800 – 1200
Budesonid	< 800 – 1000
Fluticason	< 750 µg
Flunisolid	< 1000
Triamcinolon	< 1000

GnRH-Analoga/Antiandrogene

Synthetische Analoga des Gonadotropin-Releasing-Hormons (GnRH) verursachen altersabhängig einen Knochendichteverlust von durchschnittlich 1% pro Monat. In den trabekulären Lendenwirbelkörpern können es 10% nach 6 Monaten sein. Im ersten Jahr nach einer Testosterondeprivation kommt es zu einem Knochendichteverlust von 5%. Das Frakturrisiko (RR 1,17) und das Osteoporoserisiko (RR 1,30) sind nach einer Metaanalyse bei Prostatakarzinom unter Androgenentzugstherapie signifikant erhöht. In einer Studie mit 218 Patienten lag die therapiebedingte Frakturrate bei 6%. Unter der Kombination mit Bicalutamid traten im Vergleich zu Flutamid weniger pathologische Frakturen

(4 % vs. 8 %) und Knochenschmerzen (9 % vs. 11 %) auf. Bicalutamid erhöht die Knochenmineraldichte.

Granulozytenstimulierende Faktoren

Schmerzen des Bewegungsapparates, wie Gelenk- oder Knochenschmerzen, sind die häufigste Nebenwirkung granulozytenstimulierender Faktoren. Pegfilgrastim in unterschiedlichen Dosierungen zeigt in zwei Vergleichsstudien mit Filgrastim statistisch nicht signifikant geringere Schmerzhäufigkeiten (US-Studie: 29 % vs. 34 %; EU-Studie: 37 % vs. 42 %). Die Inzidenz für Knochenschmerzen ist nach einer Metaanalyse bei Pegfilgrastim und Filgrastim gleich (RR = 0,95; 95 % CI: 0,76 – 1,19).

Immunsupressiva

Immunsuppressiva werden bei Autoimmunerkrankungen oder in Kombination mit Glucocorticoiden nach Organtransplantation eingesetzt. Arzneimittelspezifische Einzeleffekte auf den Knochenmineralstoffwechsel bei der Posttransplantations-Osteoporose lassen sich durch die Kombinationstherapie schwer zuordnen. Die kumulative Dosis scheint sich umgekehrt zur Knochendichte zu verhalten (Martin 2003). Der Knochensubstanzverlust in den ersten sechs Monaten ist beachtlich und liegt bei 7 bis 8 %. Direkte und indirekte Effekte auf die Niere und Vitamin-D-Serumspiegel führen unter den *Calcineurin-Inhibitoren* (Ciclosporin A, Tacrolimus) zu einer erhöhten Knochenresorption (Frühphase) und erhöhten Knochen-Turnover (Spätphase).

Impfstoffe

Beschwerden wie Arthritis und Arthralgie treten nach Tagen oder Wochen auf (Rötelnimpfung 13 – 15 %, Immunkomplexe HBV bis 1 %).

Laxanzien

Abführmittel führen zu Flüssigkeits- und Elektrolytverlusten und hemmen die Aufnahme von knochenaktiven Vitaminen (A, E, D und K) sowie von Calcium. Dies führt u. a. zu Schwindel und Schwäche. In einer Studie mit Altenheimbewohnern ging die Anwendung mit einer Frakturerhöhung einher (OR: 1,5).

Diuretika

Schleifendiuretika wie Furosemid wirken nicht direkt auf den Knochenstoffwechsel, sondern indirekt über die Calcium-Balance. Der beschleunigte Knochenabbau an der Hüfte liegt bei 0,78 % pro Jahr und bei zeitweiser Anwendung der Schleifendiuretika bei 0,58 % (Nichtanwendung 0,33 %/Jahr). Der Einfluss von Torasemid auf die Kalziurie im Vergleich zu anderen Schleifendiuretika ist geringer.

Hyponatriämie (< 135 mmol/l) ist ein unabhängiger Risikofaktor für Frakturen. Arzneimittelinduzierte Hyponatriämie liegt bei ca. 5 % der ambulanten und 15 % der stationären Patienten vor, die in den meisten Fällen als mild eingestuft wird. Als Arzneimittel kommen neben Diuretika auch ACE-Hemmer, Antiepileptika, Antidepressiva (SSRI, MAOI), PPI, Sulfonylharnstoffe und Zytostatika in Frage. Unter Hyponatriämie kommt es zu einer verminderten Knochenmineralisation und zu einer erhöhten Osteoklastenaktivität.

NSAR

Aus tierexperimentellen Untersuchungen ist eine gestörte Frakturheilung bekannt. Prostaglandine sind essenziell für den normalen Knochenmetabolismus und damit auch für die Heilung bei Frakturen. Die klinische Bedeutung ist weiterhin unklar. Bei Bechterew-Patienten sank unter NSAR das Risiko für Wirbelkörperfrakturen (OR: 0,65; 95 % CI 0,50–0,84) – der Mechanismus ist unklar. Die gleichzeitige dauerhafte Anwendung mit PPI ist kritisch zu hinterfragen (s. Antazida/Säureblocker).

RANK-Ligand Antikörper

Denosumab wird bei Tumor- und Osteoporosepatienten eingesetzt und führt ebenfalls zu Kiefernekrosen (2–2,5 %). Die genaue Ursache ist noch unklar. Ein Grund könnte der reduzierte Knochenumbau sein.

In der FREEDOM-Studie fanden sich unter den unerwünschten Ereignissen signifikant weniger Stürze als im Placebo-Arm (4,5 % vs. 5,7 %).

Schilddrüsenhormone

Der nachteilige Effekt ist mehr auf den kortikalen als auf den trabekulären Knochen gerichtet.

Thyroxin wird von über 10 % aller postmenopausalen Frauen täglich eingenommen. In physiologischen Thyroxin-Dosen ist kein negativer Effekt auf die Knochen zu erwarten.

Ein gesteigerter Knochenumsatz (Anstieg von freiem Calcium und PTH-Abfall) ist bei einer suppressiven Thyroxin-Therapie beim Schilddrüsenkarzinom zu erwarten. In der Literatur sind die Auswirkungen auf den Knochen erst ab einer Einnahmezeit von über 10 Jahren erkennbar. Besonders postmenopausale Frauen sollten überwacht werden.

Vitamine

Vitamin A antagonisiert schon in geringen Mengen (15 mg Retinylpalmitat) die durch Vitamin D unterstützte schnelle Calcium-Resorption. Hohe Dosen von Vitamin A verringern die Knochenmineraldichte und erhöhen das Frakturrisiko. 10 %ige Abnahme femoraler Knochendichte bei > 1500 µg Retinol täglich führte zu einer Verdopplung des Hüftfrakturrisikos im Vergleich zu < 500 µg bei postmenopausalen Frauen.

In der Women's Health Initiative Observational Study zeigten aber nur Frauen mit einer niedrigen Vitamin-D-Aufnahme (≤11 µg/d) und hoher Vitamin-A-Aufnahme (2500 µg/d) eine geringe Zunahme des Frakturrisikos (multivariate HR 1.15). Für Erwachsene sind Vitamin-A-Dosen von 10.000 IE pro Tag (3000 µg) und Vitamin-D-Dosen von mehr als 2000 IE pro Tag (50 µg) tolerabel.

Zytostatika

Viele Therapieprotokolle in der Onkologie enthalten Substanzen, die bei systemischer Anwendung eine Knochengewebetoxizität besitzen (z. B. Methotrexat, Doxorubicin, 5-Fluorouracil, Cyclophosphamid, Ifosfamid und Taxane). Viele Wirkstoffe wurden bisher nicht auf eine knochenschädigende Wirkung untersucht. Die Schwere der Schädigung und des Knochenschwundes hängt wesentlich von den Intervallen der Chemotherapiezyklen ab. Es kommt zu einer verringerten Knochenformation und erhöhten Knochenresorption.

Auch Supportivtherapien (z. B. Erythropoetin und Steroide) sind mit der Entstehung von Kiefernekrosen assoziiert (s. Bisphosphonate).

Beachten muss man auch die vielfältigen Organtoxizitäten der Signalhemmer (»Nibs«), die sich auch am Skelett manifestieren (Tabelle 9.2, siehe Tyrosinkinase-Inhibitoren).

Taxane

Bei 10 bis 15 % der Patienten mit Paclitaxel, Docetaxel und Cabazitaxel treten Arthralgien auf, Myalgien sind bei Patienten mit Paclitaxel wesentlich häufiger (> 60 %) als bei Docetaxel (< 30 %) und Cabazitaxel (< 4 %).

Ifosfamid verursacht dosisabhängig eine reversible oder dauernde Schädigung der proximalen Nierentubuli mit den Folgen einer metabolischen Azidose, eines Phosphatverlustes und einer Hyperkalziurie. Diese komplexe Störung des Knochenstoffwechsels führt zum klinischen Bild einer Osteoporomalazie. Bisher ist nicht bekannt, ob Ifosphamid auch einen direkten toxischen Effekt auf Knochenzellen aufweist.

Tyrosinkinase-Inhibitoren (TKI)

TK-Inhibitoren zeigen eine breite Organtoxizität. Manche Nebenwirkungen lassen sich über die Grunderkrankung oder einen Kombinationspartner erklären. Unterschiedliche Effekte am Knochen resultieren aus den unterschiedlichen Angriffspunkten der TKIs. Imatinib hemmt den Knochenaufbau und führt über eine vermehrte Parathormonausschüttung zur Hypophosphatämie. TKIs der zweiten Generation (Dasatinib, Nilotinib) hemmen die Osteoklastendifferenzierung und zeigen eine Zunahme des trabekulären Knochenvolumens.

Arzneimittel mit knochenprotektiven Nebenwirkungen

Antibiotika

Doxycyclin hemmt verschiedene Matrixmetalloproteasen (MMP) und könnte so antiresorptive Potenz besitzen. Neben Zell- und Tierstudien liegen erste kleine klinische Studien mit subantibakteriellen Dosen (50 mg 2 x täglich) bei postmenopausalen Frauen vor.

Antihypertensiva

In Studien zeigten sich bei Betablockern, ACE-Hemmern, Calcium-Kanalblockern und Thiazid-Diuretika ein deutlich vermindertes Frakturrisiko.

Durch die Hemmung der sympathonervalen Versorgung durch *Betablocker* steigt die Osteoblastenaktivität und damit die Knochenformation. Das Frakturrisiko ist um 30 bis 50 % verringert. Selektive Beta-1-Rezeptorenblocker waren tendenziell wirkungsvoller. *Thiazid*e alleine (OR: 0,80; 95 % CI 0,74 – 0,86) und in Kombination mit Betablockern (OR: 0,71; 95 % CI 0,64 – 0,79) senken das Frakturrisiko. Vermutlich tritt der Effekt aber erst bei längerer Einnahme (> 1 Jahr) ein. Die osteoprotektive Wirkung der Thiazide erklärt sich u. a. durch die verringerte Calciumausscheidung. Auch unter *ACE-Hemmern* sank das Frakturrisiko (RR

0.81, 95 % CI 0.73 – 0.89). Auch für *Antagonisten am AT-1-Rezeptor* gibt es erste Belege für eine Risikoreduktion.

Statine

Über eine Hemmung der HMG-CoA (3-hydroxy-3-methyl-glutaryl-Coenzym-A-) Reduktase im Melavonsäure-Pathway werden verschiedene pleiotrope Effekte erzielt. Die genaue Wirkung auf den Knochen ist noch unklar, jedoch spielt die Erhöhung von BMP-2 (bone morphogentic protein) und des multiplen Botenstoffes Stickstoffmonoxid (NO-cGMP-PKG-Signalweg) eine wichtige Rolle. Bisherige Studiendaten zum Frakturschutz sind in Abhängigkeit vom Studientyp sehr unterschiedlich und die klinische Relevanz ist noch nicht belegt.

10 Unerwünschte Arzneimittelwirkungen am Auge

Dirk Keiner

Bedingt durch mehrere Faktoren, wie die kleine Organgröße, die ausgeprägte Gefäßversorgung und die unterschiedlichen Gewebe, ist das Auge besonders anfällig für arzneimittelbedingte Nebenwirkungen.

Alle Augenstrukturen können betroffen sein. Das Auftreten von unerwünschten okularen Wirkungen kann sowohl durch lokal verabreichte Arzneistoffe (ein Wirkstoff oder in Kombination mit mehreren Wirkstoffen) als auch durch systemische Wirkstoffgaben verursacht werden. Bei mehr als 70 Wirkstoffklassen sind okulare Nebenwirkungen dokumentiert, zum Teil bisher nur als Fallberichte oder

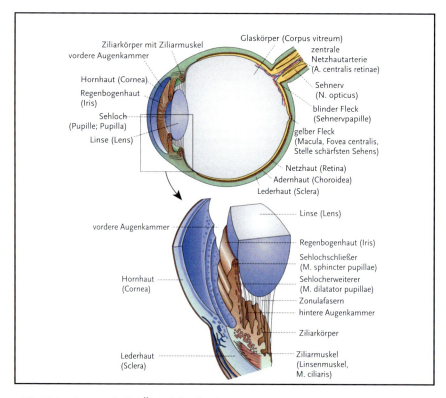

Abb. 10.1: *Anatomische Übersicht des Auges*

Unerwünschte Arzneimittelwirkungen am Auge

aus retrospektiven Registerstudien. Lokale Nebenwirkungen nach lokaler Applikation von Ophthalmika werden meist schnell und problemlos erkannt. Manche Nebenwirkungen treten häufig auf (z. B. Bindehautentzündung – Konjunktivitis), andere werden selten beobachtet (z. B. Sehnerventzündung – Optikusneuritis). Einige Nebenwirkungen sind schwerwiegend und können mit einem Zell- und Funktionsverlust (Erblindung) einhergehen. Dann muss schnell gehandelt werden (augenärztlicher Notfall).

Grundsätze:

- Bei jedem »roten« Auge, Augenschmerz und jeder Sehstörung sollte eine fachärztliche Abklärung erfolgen.
- Patienten gezielt nach Veränderungen des Sehens (Ferne, Nähe, Farben) – auch an nur einem Auge – befragen.
- Patienten mit eingeschränkter Fähigkeit zur Mitarbeit (Demenzkranke, Intensivpatienten) engmaschig augenärztlich kontrollieren.
- »Verdächtige« Arzneimittel frühzeitig identifizieren (valide Arzneimittelanamnese) und Arzneimitteleinnahme beenden.

Opthalmologische Spätfolgen durch arzneimittelinduzierte schwere Hautschäden (Stevens-Johnson-Syndrom, toxisch epidermale Nekrolyse: Antiepileptika wie Phenytoin, Carbamazepin, Pregabalin, Antibiotika wie Cotrimoxazol, Analgetika/Coxibe, Allopurinol) haben ca. 60 % der betroffenen Patienten. Am häufigsten ist Augentrockenheit als leichte Langzeitkomplikation. Zu den schweren Spätschäden zählen konjunktivale Erosionen, korneale Läsionen und Visusverlust.

Die Nebenwirkungen werden im Kapitel unterteilt in häufige Augenbeschwerden und nach Wirkstoffklassen.

Häufige Augenbeschwerden

Sehstörungen

Unerwünschte Effekte äußern sich meist in Form von Sehstörungen. Dies kann durch verschiedenste Veränderungen am Auge hervorgerufen werden (Tabelle 10.1). Ist in klinischen Studien nur die Sehstörung ohne weitere Verifizierung erfasst, dürfte dieses Symptom nicht selten auf Störungen des Tränenfilms zurückzuführen sein.

Tabelle 10.1: *Arzneimittelbedingte Sehstörungen*

Linsentrübungen (Katarakt)	Allopurinol, Amiodaron, Chloroquin, Corticosteroide (Dexamethason, Hydrocortison, Methylprednison, Prednison), Phenothiazine, Anastrazol, Tamoxifen, Angiogenese-Hemmer, Denosumab, Sirolimus
Makulaödem*	Latanoprost, Bisphosphonate, Fingolimod, Imatinib, Interferon alpha, Zidovudin
Netzhautödem	Chloramphenicol, Ergotamin, Griseofulvin, Indomethazin, Iodoquinol
Netzhautveränderungen und Makulopathien	Adrenalin, Antiepileptika, Chloroquin, orale Kontrazeptiva, Deferoxamin, Dapson, Digoxin, Fluphenazin, Indometacin, Nikotin, Phenothiazine, Zytostatika
Schädigung des Sehnervs	Ethambutol, Isoniazid, Streptomycin, Chloramphenicol, Lithium, Methotrexat, Omeprazol, Vinca-Alkaloide, PDE-5-Hemmer
Augeninnendruckerhöhung (Glaukom) (1) Offenwinkelglaukom (2) Winkelblockglaukom	(1) Corticoidhaltige Salben/Medikamente oder Cortison-Sprays, Angiogenese-Hemmer, Taxane (2) Antiepileptika (z. B. Gabapentin, Topiramat), Antidepressiva (Amitriptylin, Imipramin, Mianserin, Paroxetin, Fluoxetin, Citalopram, Escitalopram), Antipsychotika (Perphenazin, Fluphenazin), Antihistaminika (Promethazin, Cimetidin, Ranitidin), Antiparkinsonmittel (Trihexyphenidyl, Amantadin, L-Dopa, Cabergolin), Parasympatholytika (Atropin, Ipratropium, Tiotropium), Anästhetika (Ketamin, Succinylcholin), Sulfonamide (Azetazolamid, Hydrochlorothiazid, Cotrimoxazol)

*) wichtigste Symptome: verschwommenes Sehen, reduzierte Farbempfindlichkeit und reduzierte Dunkeladaptation

Trockenes Auge (= Benetzungsstörung, Sicca-Syndrom)

Das trockene Auge (Dry-Eye-Syndrom oder Keratoconjunctivitis sicca oder Office-Eye-Syndrom) gehört heute zu den häufigsten Augenproblemen (ca. 10–30 % der Bevölkerung) und tritt besonders ab dem 40. Lebensjahr auf. Bei dieser multifaktoriellen Erkrankung wird durch eine verminderte Tränenproduktion oder geänderte Tränenfilmzusammensetzung die interpalpebrale Augenoberfläche nicht mehr ausreichend benetzt und beschädigt. Zu den geschilderten, oft unangenehmen Beschwerden (v. a. bei Kontaktlinsenträgern) zählen Juckreiz, Brennen und Rötung der Augen sowie Fremdkörpergefühl oder Schmerzen. Die Liste möglicher medikamentöser Auslöser ist lang (s. Tabelle 10.2, Abb. 10.2).

Häufig sind mehrere Pathomechanismen beteiligt. Problematisch sind auch Konservierungsmittel in Ophthalmika wie Benzalkoniumchlorid.

Da etwa jeder zweite Glaukompatient an Sicca-Beschwerden leidet, sollten bei diesem Patientenkollektiv von Beginn an nur konservierungsmittelfreie Augentropfen zum Einsatz kommen. Dies gilt gleichermaßen für Tränenersatzmittel, die dann auch für harte und weiche Kontaktlinsen geeignet sind (Fachinformation beachten).

Aknepatienten, die Isotretinoin erhalten, leiden häufig unter trockenen Augen. 4,3 % benötigen Augentropfen, ohne Isotretinoin, aber nur 0,7 % der Aknepatienten. Nur 0,3 % der Menschen ohne Akne haben trockene Augen.

Auslöser opthalmologischer Beschwerden unter den Taxanen (Paclitaxel, Docetaxel) ist eine Mukositis mit entzündlichen Veränderungen. Auch unter den smKI (small molecular Kinase-Inihitoren = »INIBe«) treten häufig Sehstörungen und trockene Augen auf (s. Tabelle 10.2).

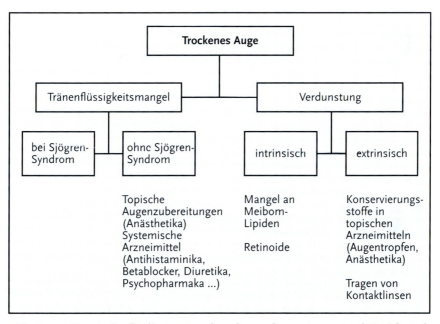

Abb. 10.2: *Arzneimittelbedingte Ursachen des trockenen Auges [nach Smith et al. 2007]*

Tab. 10.2: Arzneimittelbedingte systemische Auslöser für trockenes Auge

Analgetika
Antihistaminika
Antihypertensiva (Betablocker: Atenolol, Propranolol, Timolol, Diuretika: Hydrochlorothiazid; Reserpin)
Antiparkinsonmittel (Trihexyphenidyl)
Botox*
Latanoprost
Hormontherapie (orale Kontrazeptiva, Hormonersatztherapie)
M3-Rezeptor-Antagonisten (Darifenacin, Scopolamin-Pflaster)
Migränemittel (Ergotamin)
Psychopharmaka (Benzodiazepine, Neuroleptika, tri- und tetrazyklische Antidepressiva)
Vitamin-A-Analoga (Isotretinoin and Tretinoin)
Vitamine (Niacin)
Zytostatika (z. B. Doxorubicin, Bortezomib, Imatinib, Dasatinib, Erlotinib, Gefitinib, Methotrexat, Taxane)
*) bei Blepharospasmus/Hemifazialer Spasmus

Konjunktivitis

Eine der häufigsten Ursachen einer Augenrötung ist die Konjunktivitis. Aus einer Gefäßerweiterung oberflächlicher Bindehautgefäße resultieren die Hyperämie und das Bindehautödem mit Sekretabsonderungen. Als Auslöser zu nennen sind Zytostatika (häufig: Capecitabin, Cytarabin, Erlotinib, Gefitinib, Panitumumab; gelegentlich: 5-Fluorouracil; sehr selten: Methotrexat; unbekannte Häufigkeit: Carmustin, Epirubicin).

Patienten unter einer Isotretinoin-Therapie sollten über mögliche Augenprobleme aufgeklärt werden. In den ersten 12 Monaten treten bei jedem siebten Verwender okuläre Nebenwirkungen auf. Eine Registeranalyse identifizierte als häufigstes Problem eine Konjunktivitis (bei 4,0 % versus 1,9 % ohne Akne) gefolgt von Hordeolum (1,4 % versus 0,2 %). Erklärt wird dies mit einer Hemmung der Meibom-Drüsen (Abb. 10.1). Bei jeder Konjunktivitis eines älteren Patienten sollte nach der Einnahme von Bisphosphonaten gefragt werden.

Hyperämie

Eine konjunktivale Hyperämie tritt bei topisch angewandten Prostaglandinanaloga relativ häufig auf (20–40%). Die Freisetzung von NO führt zu einer direkten Vasodilatation konjunktivaler Gefäße. Auch die Konservierungsmittel in den meisten Prostaglandinzubereitungen haben einen zusätzlichen proinflammatorischen Effekt. Latanoprost scheint eine schwächere Hyperämie auszuüben als Travoprost oder Bitamoprost. Auch unter Phosphodiesterase-Hemmern (PDE-5) und Analgetika sind Bindehautrötungen dokumentiert. Bei Panitumumab finden sich Angaben mit 3% (14 Tage nach der ersten Dosis).

Intraoperatives Floppy-Iris-Syndrom (IFIS)

IFIS äußert sich während einer Kataraktoperation mit fortschreitender Miosis, schlaffer undulierender Iris und ausgeprägter Tendenz zum Irisprolaps bei 2 bis 3% der Patienten. Besonders häufig tritt die Nebenwirkung bei Tamsulosin (40% bis 100% der Patienten), und seltener bei anderen Alphablockern (Alfuzosin, Doxazosin, Silodosin, Terazosin) auf (0 bis 66,7%). IFIS sind auch bei Finasterid, Donepezil, Labetalol, Mianserin, Zyclopenthixol und pflanzlichem Sägepalmenfruchtextrakt beschrieben.

Vor der Erstverordnung eines Alphablockers sollten Patienten nach einer geplanten Kataraktoperation gefragt und die Einnahme gegebenenfalls verschoben werden. Patienten sind darüber aufzuklären, dass sie ihre Augenärzte auf die Einnahme hinweisen müssen. Die minimale Einnahmedauer ist nicht bekannt. Auch ein präoperatives Absetzen verhindert mögliche Schäden nicht.

Glaukom

Neben Glucocorticoiden gibt es zahlreiche nichtsteroidale Wirkstoffgruppen (Tab. 10.1), die den Augeninnendruck erhöhen. Der Anstieg bei täglichem topischen Glucocorticoideinsatz über 3 bis 6 Wochen ist unterschiedlich ausgeprägt (Tab. 10.3). Bei Steroidrespondern erreicht der Effekt systemischer Gaben nur etwa 60% der Intensität nach topischer Gabe. Folgende Dosisbeziehung ist beschrieben: 1,4 mm Hg-Anstieg des intraokularen Drucks pro 10 mg täglicher Dosissteigerung Prednisolon. Als Ursache werden Veränderungen in der Mikroarchitektur des Trabekelmaschenwerks gesehen.

Tabelle 10.3: *Respondereinteilung nach topischer Glucocorticoidgabe*

Responderrate	hoch	moderat	gering/keine
Anteil Bevölkerung	5 %	1/3	2/3
Druckanstieg (mmHg)	> 15	6–15	< 6
Intraokularer Druck (mmHg)	> 31	20–31	< 20

Sulfonamide und Sulfonamid-Derivate (Achtung: Kombinationsarzneimittel mit Hydrochlorothiazid) können zu einem Winkelblockglaukom führen. Symptome wie verringerte Sehschärfe oder Augenschmerzen können innerhalb von Stunden bis Wochen nach Therapiebeginn auftreten und in einen permanenten Sehverlust (akuter Glaukomanfall) münden.

Topiramat kann meist innerhalb der ersten zwei Wochen den Augeninnendruck erhöhen. Fallberichte mit 25 mg und höheren Dosen sowie bei Kindern und Erwachsenen liegen vor.

Keratitis

Die Prävalenz einer Keratitis unter 5-FU liegt bei 3,8 %. Retinoide (Isotretinoin) und Antineoplastika (Cytarabin, Cetuximab, Gefitinib, Panitumumab) führen selten zu schwerwiegender und ulzerativer Keratitis, die zu einer dauerhaften Schädigung des Sehvermögens beitragen kann. Bei Symptomen wie Entzündung des Auges, verstärkter Tränensekretion, Lichtempfindlichkeit, verschwommenem Sehen, Schmerzen im Auge oder gerötetem Auge sollte umgehend an einen Augenarzt überwiesen werden.

Optikusneuritis

Bei einer Sehnerventzündung gehen den Sehstörungen (Verminderung der Sehschärfe, des Farbsehens, der Kontrastempfindlichkeit) manchmal Schmerzen der Augenregion voran.

Als Auslöser bekannt sind Tuberkulostatika (Isoniazid, Ethambutol), Amiodaron (sehr selten), SSRI (sehr selten), Fludarabin (gelegentlich) und Ciclosporin. Mehrere Fallberichte über corticosteroidinduzierte Optikusneuritis liegen vor (48 Patienten).

Optikusneuropathie

Mögliche Arzneimittelauslöser einer Optikusneuropathie sind in Tabelle 10.4 zusammengefasst. Die meisten Erkenntnisse liegen vor für PDE-5-Hemmer, Amiodaron, Linezolid, Ethambutol und Isoniazid.

Amiodaron-induzierte Optikusneuropathie fand sich bei 1,8 % der Patienten. Als Mechanismus wird eine Lipidablagerung im Sehnerv diskutiert. Sehr häufig sind Mikroablagerungen an der Vorderfläche der Augenhornhaut mit Sehstörungen (Schleiersehen, Farbhöfe um Lichtquellen), die reversibel sind (6–12 Monate nach Absetzen).

Tabelle 10.4: *Arzneimittelbedingte Optikusneuropathie*

Amiodaron	Lithium
Bromocriptin	Methotrexat
Chloramphenicol	Naproxen
Corticosteroide	Omeprazol
Cyclophosphamid	Orale Kontrazeptiva
Disulfiram	Paroxetin
Ethambutol	PDE-5-Hemmer
Fludarabin	Sulfonamide
Interferon	Tamoxifen
Isoniazid	Tetracycline
Isotretinoin	Vigabatrin
Linezolid	Vinca-Alkaloide

Okulogyre Krise

Bisher sind 72 Arzneimittel bekannt, die eine okulogyre Krise (akute Dyskinesie der Augen mit unwillkürlicher, krampfhafter Augendrehung nach oben oder seitwärts) verursachen können. Darunter finden sich u. a. Antiallergika (Cetirizin), Antiepileptika (Carbamazepin, Lamotrigin), Neuroleptika (Phenothiazine, Melperon, Amisulprid, Olanzapin) und Prokinetika (Domperidon, Metoclopramid), die zu einer Imbalance zwischen dopaminerger (D2) und cholinerger Rezeptorblockade führen. Vermutlich sind die schwachen anticholinergen Effekte bei Antihistaminika Grund für die Nebenwirkung.

Diese Nebenwirkung kann Sekunden bis mehrere Stunden anhalten und mehrmals am Tag auftreten; unter Lamotrigin sind Fälle mit bis zu 20 Episoden/Tag beschrieben.

Bei Kindern sind insbesondere Cetirizin und Metoclopramid Auslöser einer okulogyren Krise.

Uveitis

Entzündliche Veränderungen der Uvea betreffen definitionsgemäß die Aderhaut, Iris oder Ziliarkörper. Arzneimittelbedingte Nebenwirkungen an der Iris (Atrophie: Chinin, Mitomycin C, Zysten: Glaukomtherapeutika, Hyperpigmentierung: topische Prostaglandinanaloga) sind selten.

Uveitis ist u. a. bei folgenden Arzneimitteln dokumentiert: Bisphosphonate, Fluorochinolone, 5-Fluorouracil (topisch), Interferon-alpha, Sulfonamide, TNF-alpha-Inhibitoren. Bei topischer oder intravitrealer Applikation ist eine Uveitis nach 24 bis 48 Stunden möglich.

Wirkstoff- bzw. therapiebezogene Nebenwirkungen

Analgetika

Indometacin führt in seltenen Fällen zu Ablagerungen an der Oberfläche der Hornhaut und somit zu visuellen Veränderungen.

Im Rahmen der European Eye Study zeigte sich bei Patienten ab dem 65. Lebensjahr unter täglicher *ASS*-Einnahme ein doppelt so hohes Risiko (OR: 2,22; CI 1.61 – 3.05), eine feuchte AMD zu entwickeln, wie bei Menschen, die das Medikament seltener einnahmen. Für das Fortschreiten einer trockenen AMD zeigte sich dagegen kein erhöhtes Risiko.

Sehstörungen sind unter *Naproxen* häufig und bei *Ibuprofen* – sowohl beim Kurz- als auch beim Langzeitgebrauch – gelegentlich möglich. Ein Fall von Retrobulbärneuritis unter dreimal 400 mg Ibuprofen nach 2 Tagen ist beschrieben.

Coxibe führen gelegentlich zu Sehstörungen (verschwommenes Sehen), aber auch zu Konjunktivitis; okulare Blutungen und ein Verschluss von Netzhautarterien und -venen sind dokumentiert. Die Arzneistoffe werden in die Tränenflüssigkeit sezerniert und können dort zu einer vorrübergehenden Entzündung der Bindehaut beitragen.

Bei Augentropfen mit anderen NSAR (*Ketorolac, Diclofenac*) treten häufig konjunktivale Hyperämie, Augenreizungen, Augenschmerzen, Ödem des Auges und/oder des Lides und Hornhautdefekte auf.

Antiallergika

Antihistaminika und Cromoglycinsäure können Sehstörungen verursachen wie Akkommodationsstörungen, okulogyre Krise. Okulogyre Krisen unter Cetirizin sind auch bei Kindern beschrieben.

Antiepileptika

Antiepileptika haben generell ein großes Nebenwirkungspotenzial. Am Auge kommt es häufig zu Sehstörungen, die unspezifisch sind und meist bei einer Überdosierung auftreten. So führen Antiepileptika in höheren Dosen häufig (bis zu 15 %) zu Nystagmus (Gabapentin, Topiramat) und Diplopie.

Unter Topiramat sind weiter ophthalmologische Nebenwirkungen wie Ödem des Ziliarkörpers, Muskelstörungen (Blepharospasmus, okulogyre Krise), Skleritis, periokuläre Schmerzen und Ödeme sowie eine Erhöhung des Augeninnendrucks dokumentiert.

In mehr als 30 % der Patienten kommt es unter Vigabatrin zu Einschränkungen des Gesichtsfeldes. Hierbei erblinden die Außenbereiche des Sehfeldes. Auch unter Tiagabin treten diese Einschränkungen auf, allerdings sehr selten.

Antiinfektiva

Antiinfektive Medikamente können zu Veränderungen an den vorderen Augensegmenten führen, Augenschmerzen und Sehstörungen verursachen, die frühzeitig erkannt werden sollten.

Antibiotika

Die topische Anwendung von *Aminoglykosiden* führt bei ca. 4 % der Patienten zu lokalen Effekten wie Augenbrennen, allergischen und toxischen Reaktionen der Bindehaut sowie Lidbeschwerden.

Fluorochinolone erreichen im Auge eine hohe Konzentration. Als Nebenwirkungen finden sich u. a. Hornhautperforationen, eine optische Neuropathie sowie Netzhautblutungen. Das Risiko für Netzhautablösungen unter oraler Gabe ist um den Faktor 4,5 erhöht. Dennoch dürfte die Gefahr für den einzelnen Patienten gering sein. Ein möglicher Pathomechanismus für Netzhautablösungen sind Störungen im Kollagen- und Bindegewebe des Glaskörpers. Die Nebenwirkung trat in einer Fall-Kontroll-Studie im Durchschnitt nach 4,8 Tagen auf.

Unter systemischer Gabe sind Sehstörungen einschließlich Diplopie und verschwommenem Sehen (insbesondere im Verlauf von ZNS-Reaktionen) beschrieben. Als Ursache für die im Mittel nach 9,6 Tagen auftretende Diplopie (Bereich: 1 Tag bis 5 Monate) ist eine Tendinitis der extraokularen Muskulatur wahrscheinlich. Eine bilaterale Uveitis als Nebenwirkung trat im Mittel nach 13 Tagen (Bereich: 0 bis 20 Tage) auf.

Bei okulärer Anwendung von Moxifloxacin klagen mehr als 1% der Anwender über Augenbeschwerden (Brennen der Augen), Augenschmerzen und Konjunktivitis. Bei oraler Gabe sind Iris-Transillumination und Sphinkterparalyse zusätzliche unerwünschte Effekte.

Linezolid kann eine Optikusneuropathie (ein- oder beidseitig) verursachen – bis hin zum Verlust des Sehvermögens. Augensymptome wie verminderte Sehleistung und Farbwahrnehmung treten mit einer Latenzzeit von mindestens drei Monaten in Erscheinung. Schwere Verläufe in Abhängigkeit von der Therapiedauer (16 bis mehr als 28 Tage) sind beschrieben.

Tetracyclin-bedingte ZNS-Nebenwirkungen können sich als Photophobie äußern. Gelegentlich kann eine transitorische akute Kurzsichtigkeit (Myopie) auftreten, vermutlich durch eine leichte Schwellung der Linse. Bei *Minocyclin* ist zusätzlich sehr selten eine Sklera-Pigmentierung mit blaugrauen oder bräunlich bis schwarzen Einfärbungen bekannt.

Tuberkulostatika (EMB >> INH)

Tuberkulostatika haben ein breites Nebenwirkungsprofil (s. u.a. Kapitel: Knochen, Haut, Leber). *Ethambutol* (EMB) kann eine Optikusneuritis auslösen, die wenige Wochen nach Therapiebeginn (< 2 Monate) auftritt. Die Nebenwirkung wurde bisher nur bei Erwachsenen dokumentiert und ist dosisabhängig (18% mehr als 35 mg/kg/d, 5–6% 25 mg/kg/d und weniger als 1% bei 15 mg/kg/d). Es beginnt mit einem Ausfall des Farbsinnes im Rot-Grün-Bereich sowie Gesichtsfeldeinschränkungen und Sehkraftabnahme (bis zum völligen Visusverlust). Es kann nur ein Auge betroffen sein oder auch beide Augen. Der genaue Mechanismus ist noch unklar. Bei intermittierender EMB-Gabe ist das Risiko niedriger. Dennoch sollte auch hier eine regelmäßige Augenarztkontrolle in monatlichen Abständen erfolgen. Eine adäquate Protein- und Zinkaufnahme ist ratsam. Niereninsuffizienz erhöht das Neuritis-Risiko.

Bei *Isoniazid* (INH) wird gegenwärtig keine Dosisabhängigkeit gesehen. Bei Kombination mit FMB sind Sehstörungen (s. EMB) zu erwarten. *Streptomycin* kann Optikusneuropathien auslösen, Augenmuskelschäden sind dokumentiert (selten). *Rifampicin* verfärbt durch seine Eigenfarbe die Tränenflüssigkeit bräunlich-rot und weiche Kontaktlinsen rot-orange. Sehstörungen und Optikusneuritis sind selten.

Antivirale Arzneimittel (HAART)

Die antiretroviralen Wirkstoffe haben eine hohe Organtoxizität, die mit der Therapiedauer zunimmt. Die Nebenwirkungen werden überwiegend durch eine mitochondriale Dysfunktion hervorgerufen.

Das so genannte immunrekonstitutionelle inflammatorische Syndrom (IRIS) manifestiert sich meist wenige Wochen nach Beginn einer hochaktiven antiretroviralen Therapie (HAART) bei 16 bis 63% der HIV-Patienten mit CMV (Cytomegalivirus-)Retinitiden. Dabei spielen zahlreiche Risikofaktoren eine Rolle, u.a. eine niedrige CD4-Zellenzahl/µl (< 200) sowie eine hohe Viruslast vor Therapiestart. CMV-IRIS manifestieren sich okulär mit Uveitis, Makulaödem und Katarakt. Atazanavir führt zu einem Ikterus der Augen, Nevirapin während der ersten 6 Wochen zu Konjunktivitis. Cidofovir kann intraokulare Entzündungen sowie eine erhebliche Minderung des Augeninnendrucks (Inzidenz: 9% mehr als 50% vom Ausgangswert vor der Behandlung) verursachen.

Ganciclovir und sein Prodrug Valganciclovir führen häufig zu Netzhautablösung, Augenschmerzen und Makulaödem.

Azol-Antimykotika

Unter den Antimykotika fallen bei den relevanten Nebenwirkungen am Auge die Zweitgenerations-Triazole auf. Reversible dosisabhängige Sehstörungen (Photophobie, Farbempfindungsstörungen) sind die häufigste Nebenwirkung bei *Voriconazol* (s. Tabelle 10.5) und betreffen 23 bis 42% der behandelten Patienten (Photophobie 5%). Die Beschwerden klingen nach Therapieende meist ab. Grund ist die hohe Wirkstoffkonzentration im Augeninneren. Weitere Nebenwirkungen finden sich in Tabelle 10.5. Dazu zählt auch die Optikusneuritis oder -atrophie. Augenschmerzen berichteten in Studien 5% der Behandelten. Bei *Posaconazol* sind es v.a. Augenschmerzen (4%). Sehstörungen treten nur gelegentlich auf (< 1%).

Tabelle 10.5: *Nebenwirkungen von Voriconazol (nach systemischer Gabe)*

Sehr häufig:	Sehstörungen (einschließlich verschwommenes Sehen, Chromatopsie, Photophobie)
Häufig:	Papillenödem, Störungen des Sehnervs (einschließlich optischer Neuritis), Nystagmus, Skleritis, Blepharitis
Selten:	Nervus-opticus-Atrophie, Netzhautblutungen, Hornhauttrübungen

Antineoplastika

Neurotoxizitäten von Zytostatika, v.a. Carmustin, Vinca-Alkaloide (Vinblastin, Vincristin) und Platin-Verbindungen wie Cisplatin (besonders bei Hochdosen) können sich auch am Auge meist als geringgradige reversible Nebenwirkungen manifestieren. Optikusneuropathie, -neuritis und Retinopathien sind beschrieben. Hochdosierte Chemotherapien, starke Kombinationstherapien und intraarterielle Verabreichung mancher Substanzen können hingegen irreversible Schäden zur Folge haben. Auch die »neue« Substanzgruppe der niedermolekularen Kinase-Inhibitoren zeigt häufig okulare Effekte (Sehstörungen, trockenes Auge).

Die Häufigkeit Tamoxifen-bedingter Nebenwirkungen liegt meist unter 1 %, da heute geringe Dosen verwendet werden. Eine verminderte Sehschärfe durch intraretinale Einlagerung ist irreversibel und wahrscheinlich dosisabhängig. Das Risiko für Katarakte steigt mit der Dauer der Tamoxifen-Einnahme. Innerhalb der ersten 2 Jahre (bei Frauen > 50 Jahre) kann es zu Optikusschäden (-neuropathie, neuritis) kommen. Auch unter Aromatasehemmern sind Augennebenwirkungen möglich wie Linsentrübungen (häufig: Anastrazol, gelegentlich: Letrozol). An eine Co-Medikation mit Bisphosphonaten, um den Knochenverlust unter Aromatasehemmern zu kompensieren, sollte bei der Nebenwirkungsbeurteilung gedacht werden.

TNF-alpha-Inhibitoren

Neben Konjunktivitis und Sehstörungen sollte auf das Auftreten von okularen Neuritiden geachtet werden (s. Tabelle 10.6). Seit 2002 liegen über 15 Fallbeschreibungen von Optikusneuritis (meist retrobulbär) unter TNF-alpha-Inhibitoren (Adalimumab, Infliximab, Etanercept) vor. Dabei handelt es sich um eine entzündliche, demyelinisierende Erkrankung des Nervus opticus, die meist nach der dritten oder vierten Infusion auftritt. Die TNF-alpha-Inhibitoren sind abzusetzen (Klasseneffekt!). Auch die Begleitmedikation sollte analysiert werden (evtl. Antituberkulostatika).

Auch für die Nebenwirkung Uveitis liegen für Etanercept, Infliximab und Adalimumab zahlreiche Fallberichte vor. Unter Etanercept tritt eine endogene Uveitis signifikant häufiger auf als unter Infliximab. Ein Wechsel des Inhibitors ist hier jedoch möglich.

Tabelle 10.6: Unerwünschte Arzneimittelwirkungen von TNF-alpha-Inhibitoren am Auge (EPAR, *FDA)

	Adalimumab	Infliximab	Etanercept	Certolizumab	Golimumab
Häufig	Eingeschränktes Sehvermögen, Konjunktivitis	Konjunktivitis			
Gelegentlich	Blepharitis, Anschwellen des Auges, Doppeltsehen	Keratitis, periorbitale Ödeme, Hordeolum	Uveitis	Sehstörungen (einschließlich verschlechtertes Sehvermögen), Augen- und Augenlidentzündungen, Störungen der Tränensekretion	Sehstörungen (z. B. verzerrtes Sehen, verminderte Sehschärfe), Konjunktivitis, allergische Reaktionen am Auge (z. B. Juckreiz und Reizungen)
Selten	Optikusneuritis	Endopthalmitis, Optikusneuritis			*Optikusneuritis

Anti-VEGF-Therapie (Angiogenesehemmer)

Im Vergleich mit den Glucocorticoiden (hemmen u. a. die Aktivierung des VEGF-Gens) muss eine direkte Rezeptorblockade zu den gleichen Nebenwirkungen führen, zumal die Wirkstoffe (Ranibizumab, Bevacizumab) ebenfalls intravitreal appliziert werden. Gleiches gilt für Pegatanib, was als Oliogonukleotid VEGF hochspezifisch bindet. Nach der Behandlung treten gelegentlich schwere Nebenwirkungen wie eine Endophthalmitis (eine Infektion im Augeninneren) und eine Glaskörperblutung (Blutung in das Auge) auf.

> Eine Endophthalmitis ist so rasch wie möglich zu behandeln – auf Symptome achten (dumpfer Augenschmerz, ein akut rotes Auge, eine Bindehautschwellung und eine Sehschärfenminderung).
> Die Risiken bei intravitrealer Injektion liegen für Endophthalmitis bei 0,12 % pro Injektion und das Risiko einer Glaskörperblutung bei 0,27 % pro Injektion. Die Risiken dürften sich bei regelmäßigen Injektionen akkumulieren.

Bisphosphonate

Bisphosphonate sind für zahlreiche Organnebenwirkungen bekannt (s. Kapitel Knochen mit Osteonekrosen oder Kapitel Niere mit akuten und chronischen Funktionseinschränkungen sowie Nephrotischem Syndrom). Am Auge sind Entzündungen sowohl durch stickstofffreie Verbindungen (Etidronat, Clodronat) als auch durch Aminobisphosphonate (Alendronat, Ibandronat, Pamidronat, Risedronat, Zoledronat) beschrieben. Diese manifestieren sich in der Regel als einseitige Augenbeschwerden und Sehstörungen. Dazu zählen Konjunktivitis, Skleritis, Episkleritis und Uveitis bis hin zur ausgedehnten Retinitis.

Das Risiko okulärer Nebenwirkungen scheint bei intravenöser Gabe höher zu sein als bei oraler Gabe. Mit einem Auftreten ist nach Wochen, Monaten oder sogar Jahren zu rechnen. Die Ereignisse sind reversibel, heilen aber in manchen Fällen (Skleritis) erst nach Absetzen des Bisphosphonates ab. Das relative Risiko einer Uveitis/Skleritis liegt nach 6 Monaten bei 1,23 (95 % KI 0.85 – 1.79). Bei Erstnutzern von oralen Bisphosphonaten ist nach 5 Jahren das Risiko erhöht (Uveitis 45 %, Skleritis 51 %), absolut ist es aber gering. Nach intravenöser Gabe kann sich eine Uveitis schon nach 24 bis 48 Stunden ausbilden und das vermutlich dosisunabhängig. Der genaue Mechanismus für die Entzündungsentstehung ist bisher nicht bekannt.

Carboanhydrasehemmer

Die Abbruchrate der Behandlung mit Dorzolamid durch arzneimittelbedingte unerwünschte Wirkungen am Auge, häufig v. a. Konjunktivitis und Lidreaktionen (Entzündung des Augenlids, Juckreiz am Auge, Irritation des Augenlids) liegt ungefähr bei 3 %.

Glaukomtherapeutika

Viele topische Arzneistoffe können den Augeninnendruck senken. Die wichtigsten lokalen Nebenwirkungen der einzelnen Stoffgruppen sind in Tabelle 10.7 zusammengefasst.

Tabelle 10.7: *Okulare Nebenwirkungen (NW) von Glaukomtherapeutika*

Arzneistoffklassen	NW am Auge (lokal)
Parasympathomimetika (z. B. Pilocarpin, Carbachol)	Miosis, Myopisierung
Sympathomimetika (z. B. Adrenalin)	Reaktive Hyperämie, Allergie Makulaödem, Pigmentablagerungen
Betablocker (z. B. Betaxolol, Timolol)	Trockenes Auge, lokalanästhetischer Effekt, Kontaktlinsenunverträglichkeit
Carboanhydrasehemmer*	
Systemisch (Acetazolamid)	Praktisch keine, selten Myopisierung
Lokal (Brinzolamid, Dorzolamid)	Verschwommensehen, Brennen, Tränen, Allergien, evtl. Hornhautödem
Alpha-2-Agonisten (Clonidin, Apraclonidin, Brimonidin)	Verschwommensehen, Konjunktivitis, trockenes Auge
Prostaglandine (z. B. Latanoprost, Bimatoprost)	Hyperämie der Bindehaut, Wimpernwachstum, Reizerscheinungen an den Augen, Irispigmentierungen (Veränderung der Augenfarbe)
Konservierungsstoffe (z. B. Benzalkoniumchlorid)	Augenreizungen
*CAVE: Sulfonamidstruktur (Allergien)	

Glucocorticoide

Grundsätzlich ist das Auftreten von Nebenwirkungen von vielen Faktoren abhängig, u.a. von der Stärke des Corticosteroids, von der Lokalisation, der Art und der Dauer der Applikation sowie der Höhe der Dosierung.

Um die gefährlichen Augenkomplikationen (Glaukom, selten Katarakt) zu vermeiden, sollten um die Augen herum nur die schwächsten Glucocorticosteroide (Klasse I: Hydrocortison, Prednisolon, Dexamethason) verwendet werden. Bei der systemischen Gabe gegen chronisch-entzündliche Krankheiten werden Prednisolon-Dosen um die 5 mg/d (Low-Dose-Bereich) angestrebt. Je niedriger die Dosis, desto weniger ist mit Nebenwirkungen wie Katarakt zu rechnen, sie lassen sich aber nicht verhindern (Wagner 2005). Bei Langzeittherapien steigt die Infektionsneigung (viral, fungal, bakteriell), die Gefahr der Linsen- und Glaskörpertrübungen und bei vorbestehender Keratitis der Hornhaut-Perforation.

Bei Injektionen von Triamcinolonacetonid in den Glaskörper (IVTA = intravitreal triamcinolone acetonide, 4–8 mg) treten im Vergleich zu früheren systemischen Gaben weniger Nebenwirkungen auf. Jedoch bleibt ein nicht unerhebliches Risiko für Augeninnendruckerhöhungen und Kataraktbildung sowie injektionsspezifische Nebenwirkungen wie Endophthalmitiden (steril und infektiös), Glaskörperblutungen, Netzhautblutung und -ablösung, das mit der Injektionszahl ansteigt. Relativ neu ist die Corticosteroidbehandlung mittels Implantat. Hierbei werden nach intravitraler Applikation niedrig dosierte Dexametasonmengen (Ozurdex®) über einen längeren Zeitraum (< 6 Monate) freigesetzt. Im Rahmen der Phase-III- Studien zeigten die Hälfte der Patienten mindestens eine Nebenwirkung. Erhöhter intraokulärer Druck und konjuktivale Blutungen waren am häufigsten. Bei Anwendung an Uveitis-Patienten findet sich als dritthäufigste Nebenwirkung eine Linsentrübung (11,8%).

Herzglykoside

Am häufigsten sind Störungen des Farbsehens wie Gelbsehen und unscharfes Sehen (Höfe um helle Lichtquellen). Als Mechanismus wird eine Hemmung der retinalen Na/K-ATPase angesehen. Die Inzidenz und Schwere der Farbsehstörungen korreliert mit dem Glykosid-Plasmaspiegel, sie können vor, simultan oder nach kardialer Toxizität auftreten. Die Symptome zeigen sich teilweise schon nach einem Einnahmetag, meist jedoch innerhalb der ersten zwei Therapiejahre.

Bei Digoxin und Acetyldigoxin sind Änderungen im Farbsehen schon im therapeutischen Bereich möglich, bei Digitoxin ist das erst in toxischen Bereichen der Fall. Dieser Unterschied liegt wahrscheinlich an der verschiedenen Plasmaproteinbindung oder unterschiedlichen retinalen Verteilung.

Interferon

Vor Beginn einer Interferon-Therapie sollte eine Augenuntersuchung erfolgen. Auch während der Behandlung sind regelmäßige Untersuchungen ratsam, insbesondere bei Patienten mit Begleiterkrankungen, die mit einer Retinopathie im Zusammenhang stehen (z. B. Diabetes, Hypertonie). Eine *Interferon-alpha*-assoziierte Retinopathie als typische Nebenwirkung fand sich in prospektiven Studien bei 2 bis 69 % der erwachsenen Hepatitis-C-Virus(HCV)-Patienten und trat meist in den ersten 3 bis 5 Monaten nach Behandlungsbeginn auf. Die Retinopathie-Prävalenz bei behandelten Kindern ist sehr niedrig (1 %), da die Risikofaktoren fehlen. Weitere Nebenwirkungen sind in Tabelle 10.8 genannt.

Tabelle 10.8: *Nebenwirkungen von Interferon alpha (Intron A®) – allein oder in Kombination mit Ribavirin*

Sehr häufig	Verschwommenes Sehen
Häufig	Konjunktivitis, Sehstörungen, Störungen an den Tränendrüsen, Schmerzen am Auge
Selten	Netzhautblutungen, Retinopathie (einschließlich Makulaödem), Verschluss einer Netzhautarterie oder -vene, Optikusneuritis, Papillenödem, Verlust der Sehschärfe bzw. des Gesichtsfeldes, Cotton-Wool-Herde

Für *Interferon beta* liegen einzelne Fallberichte über MS-bezogene Interferon-Retinopathie vor. Sie tritt seltener auf (bis 2009 nur 5 Fallberichte in der Literatur), ist nach Therapieunterbrechung ohne spezifischer Therapie reversibel (kann einige Monate dauern) und von Risikofaktoren begleitet.

Phosphodiesterase (PDE)-Hemmer

PDE-5-Hemmer führen häufig zu Sehstörungen wie verändertem Farbsehen (Blau-Grün-Spektrum) oder erhöhter Lichtempfindlichkeit. Bei Sildenafil treten diese dosisabhängigen Nebenwirkungen (50 mg: 3 %; 100 mg: 11 %, 200 mg: 40–50 %) deutlich häufiger auf als unter Vardenafil und Tadalafil (s. Tabelle 10.9). Der Grund dafür liegt in der geringeren Selektivität zu PDE6, welches in den Photorezeptoren (Stäbchen, Zapfen) der Retina vorkommt. Zudem hemmen Vardenafil und Tadalafil PDE6 erst bei höheren Konzentrationen.

Unter PDE-5-Hemmern kann sich die Sehschärfe vermindern. Ursache für diese plötzliche Verschlechterung des Sehvermögens (mit oder ohne Schmerzen) könnte eine nichtarteriitische anteriore ischämische Optikusneuropathie

(NAION) sein. Hier muss schnell gehandelt werden (Arzneimittel absetzen, Augenarztbesuch), da bei NAION schon nach wenigen Stunden durch eine arterielle Hypoperfusion die Nervenfasern irreversibel geschädigt werden. Obwohl die PDE-5-Hemmer zu einer Vasodilatation führen, wird trotz der wenigen Fallberichte für Sildenafil und Tadalafil ein möglicher Zusammenhang gesehen (FDA-Einstufung: »possibly causal«). Auch sind Fallberichte von Makulaödem veröffentlicht.

Tabelle 10.9: Okulare Nebenwirkungen von PDE-5-Hemmern

	Tadalafil	Sildenafil	Vardenafil
Häufig		Sehstörungen, Photophobie, Veränderungen des Farbsehens	
Gelegentlich	Verschwommenes Sehen, Augenschmerzen	Bindehautstörungen, Augenstörungen, Tränenflussstörungen	Sehstörungen, okulare Hyperämie, Veränderung des Farbsehens, Augenschmerzen, Photophobie
Selten	Gesichtsfeldausfall, Schwellungen der Augenlider, Hyperämie im Bereich der Bindehaut, nichtarteriitische anteriore ischämische Optikusneuropathie (NAION), Augenvenenverschluss		Anstieg Augeninnendruck, vermehrte Tränenbildung

Prostaglandine

Die häufigste unerwünschte Wirkung topisch angewandter Prostaglandine ist die Irishyperpigmentierung (bis zu 30%). Besonders scheinen gemischtfarbige Regenbogenhäute betroffen sein (grün-blau, blau-grau). Die verstärkte Irispigmentierung durch Zunahme der Melanogenese tritt nach längerem Gebrauch (3–6 Monate) auf. Höheres Patientenalter (> 75 Jahre) scheint ein wichtiger Risikofaktor zu sein. Nach dem Tropfen sollte der Patient die überschüssige

Flüssigkeit von der Haut abwischen. Zu den charakteristischen Störeffekten zählt neben der Wimpernverfärbung auch das vermehrte Wachstum (Dicke, Länge oder Anzahl der Wimpern; über 10 %). Die Hyperämie schon nach kurzer Anwendung (5 Tage) tritt bei Latanoprost (1 %) seltener und milder auf als bei Bimatoprost und Travoprost (10 %). Herpesskleratitis und Makulaödeme wurden beobachtet.

Statine

In einer Studie fanden sich bei 19 % der Patienten nach 8,3 Monaten Statintherapie Augenstörungen wie Doppelsehen, Hängen des oberen Augenlids sowie Lähmungserscheinungen der Augenbewegungen. Augenmuskellähmung als Stoffgruppeneffekt wird vermutet. Die Störeffekte sind nach Absetzen reversibel (Fraunfelder und Richards 2008). Sehstörungen treten unter Lovastatin häufig, unter Pravastatin und Atorvastatin gelegentlich auf. Für Simvastatin fehlen Angaben. Auch Augenblutungen unter Statinanwendung sind dokumentiert (nach 300 Tagen Einnahme). Ferner sind Linsentrübungen beschrieben, die unter Simvastatin seltener sind (6 % vs. 16 % Atorvastatin). Bei längerer Statineinnahme (> 5 Jahre) wird ein Kataraktschutz diskutiert.

Phytopharmaka und Nahrungsergänzungsmittel

Mehr als 16 Phytopharmaka und Nahrungsergänzungsmittel können zu Nebenwirkungen führen, acht sind davon klinisch bedeutsam: Ginkgo biloba, Echinacea purpurea, Chamomilla, Glycyrrhiza, Canthaxanthin, Datura, Niacin und Vitamin A.

Ginkgo kann zu Netzhautblutungen führen, v. a. bei gleichzeitiger Einnahme von Antikoagulanzien. Die Patienten berichten plötzlich von schwarzen Punkten (»Rußregen«).

Bei Echinacea- und Kamillenextrakt treten Konjunktivitis und Sehstörungen auf.

Literatur

Aktories K, Förstermann U, Hofmann F. Starke K: Repetitorium Allgemeine und spezielle Pharmakologie und Toxikologie. Urban & Fischer, München; 2. Auflage, 2009.

Ambizas EM, Patel PN: Drug-induced optic neuropathy. US Pharm 2011; 36: HS2–HS6.

Andrade RJ, Lucena MI, Alonso A, García-Cortes M, García-Ruiz E, Benitez R, Fernández MC, Pelaez G, Romero M, Corpas R, Durán JA, Jiménez M, Rodrigo L, Nogueras F, Martín-Vivaldi R, Navarro JM, Salmerón J, La Cuesta FS de, Hidalgo R: HLA class II genotype influences the type of liver injury in drug-induced idiosyncratic liver disease. Hepatology. 2004; 39: 1603–1612.

Arzneimittelkommission der Deutschen Ärzteschaft Leberversagen mit Todesfolge nach Amoxicillin/Clavulansäure. Deutsches Ärzteblatt 2007; 104: A–974.

Au JS, Navarro VJ, Rossi S: Review article: Drug-induced liver injury – its pathophysiology and evolving diagnostic tools. Aliment Pharmacol Ther 2011; 34: 11–20.

Bahadur S, Keshri L, Pathak K: Adverse drug reactions and safety considerations of NSAIDs: clinical analysis. Curr Drug Saf 2011; 5: 310–317.

Barth J, Schelenz C: Orale Tumortherapie – DO's and DON'Ts. Onkologische Pharmazie 2011; 13: 14–23.

Bartl R, Bartl C, Gradinger R: Medikamenteninduzierte Osteopathien. Orthopäde 2009; 38: 1245–1260.

Bensaid B, Rozieres A, Nosbaum A, Nicolas JF, Berard F: Amikacin-induced drug reaction with eosinophilia and systemic symptoms syndrome: Delayed skin test and ELISPOT assay results allow the identification of the culprit drug. J Allergy Clin Immunol 2012; 130: 1413–1414.

Bertsche T, Mikus G: Unerwünschte Wirkungen und Wechselwirkungen in der Analgetikatherapie. Therap Umschau 2011; 68: 19–26.

Björnsson ES, Bergmann OM, Björnsson HK, Kvaran RB, Olafsson S: Incidence, presentation, and outcomes in patients with drug-induced liver injury in the general population of iceland. Gastroenterology 2013; 144: 1419–1425.

Camus P, Rosenow EC: Iatrogenic lung disease. Clin Chest Med 2004; 25: XIII–XIX.

Chen P, Lin JJ, Lu CS, Ong CT, Hsieh PF, Yang CC, Tai CT, Wu SL, Lu CH, Hsu YC, Yu HY, Ro LS, Lu CT, Chu CC, Tsai JJ, Su YH, Lan SH, Sung SF, Lin SY,

Chuang HP, Huang LC, Chen YJ, Tsai PJ, Liao H, Lin YH, Chen CH, Chung WH, Hung SL, Wu JY, Chang CF, Chen L, Chen YT, Shen CY: Carbamazepine-induced toxic effects and HLA-B*1502 screening in Taiwan. N Engl J Med 2011; 364: 1126–1133.

Chung CH, Mirakhur B, Chan E, Le Q, Berlin J, Morse M, Murphy BA, Satinover SM, Hosen J, Mauro D, Slebos RJ, Zhou Q, Gold D, Hatley T, Hicklin DJ, Platts-Mills TAE: Cetuximab-induced anaphylaxis and IgE specific for galactose-α-1,3-galactose. N Engl J Med 2008; 358: 1109–1117.

Chung WH, Hung SI, Chen YT: Genetic predisposition of life-threatening antiepileptic-induced skin reactions. Expert Opin Drug Saf 2010; 9: 15–21.

Chung WH, Hung SI, Yang JY, Su SC, Huang SP, Wei CY, Chin SW, Chiou CC, Chu SC, Ho HC, Yang CH, Lu CF, Wu JY, Liao YD, Chen YT: Granulysin is a key mediator for disseminated keratinocyte death in Stevens-Johnson syndrome and toxic epidermal necrolysis. Nat Med 2008; 14: 1343–1350.

Cornelissen C, Marquardt Y, Czaja K, Wenzel J, Frank J, Lüscher-Firzlaff J, Lüscher B, Baron JM: IL-31 regulates differentiation and filaggrin expression in human organotypic skin models. J Allergy Clin Immunol 2012; 129: 426–433.

Degen A, Alter M, Schenck F, Kapp A, Gutzmer R: Kutane Nebenwirkungen der medikamentösen Tumortherapie. Hautarzt 2011; 62: 444–451.

Dodds L (Ed.): Drugs in Use. Pharmaceutical Press, London, Chicago; 4. Auflage, 2010.

Erdmann SM, Abuzahra F, Merk HF, Schroeder A, Baron JM: Anaphylaxis induced by glucocorticoids. J Am Board Fam Pract 2005; 18: 143–146.

Finkenstedt G: Medikamenteninduzierte Osteoporose jenseits der Glukokortikoide. J Miner Stoffwechs 2008; 15: 38–43.

Foucher P, Camus P: Pneumotox http://www.pneumotox.com

Fraunfelder FW, Fraunfelder FT: Adverse ocular drug reactions recently identified by the National Registry of Drug-Induced Ocular Side Effects. Ophthalmology 2004; 111: 1275–1279.

French DD, Margo CE: Postmarketing surveillance rates of uveitis and scleritis with bisphosphonates among a national veteran cohort. Retina 2008; 28: 889–893.

Gani J, Perlis N, Radomski SB: Urologic medications and ophthalmologic side effects: a review. Can Urol Assoc J 2012; 6: 53–58.

Graefe KH, Lutz W, Bönisch, H: Pharmakologie und Toxikologie. Thieme Verlag, Stuttgart; 2011.

Hammer HF: Schnellrepetitorium: Antibiotika-assoziierte Diarrhoe (AAD). J Gastroenterol Hepatol Erkr 2003; 1(2): 30–33.

Herdegen Th: Niere unter Arzneistoff-Beschuss. Vortrag beim Pharmacon Meran 2011. Pharm Ztg 2011; 156: 2042.

Hertl M, Bohlen H, Jugert F, Boecker C, Knaup R, Merk HF: Predominance of epidermal CD8+ T lymphocytes in bullous cutaneous reactions caused by beta-lactam antibiotics. J Invest Dermatol 1993; 101: 794–799.

Hertl M, Merk HF: Lymphocyte activation in cutaneous drug reactions. J Invest Dermatol 1995; 105(1 Suppl): 95S–98S.

Hippisley-Cox J, Coupland C, Logan R: Risk of adverse gastrointestinal outcomes in patients taking cyclo-oxygenase-2 inhibitors or conventional non-steroidal anti-inflammatory drugs: population based nested case-control analysis. BMJ 2005; 331: 1310–1316.

Holt S, Schmiedl S, Thürmann PA: Potentially inappropriate medication in the elderly-PRISCUS list. Dtsch Arztebl Int 2010; 107: 543–551.

Huber M, Stahlmann R: Arzneimittelnebenwirkungen am Auge bei systemischer Therapie mit Antiinfektiva. Dtsch Med Wochenschr 2012; 137: 85–89.

Ikeda T Drug-induced idiosyncratic hepatotoxicity: prevention strategy developed after the troglitazone case. Drug Metab Pharmacokinet 2011; 26 : 60–70.

Jäger L, Merk HF: Arzneimittel-Allergie. G.Fischer Verlag, Stuttgart; 1996.

Kim SH, Park HS: Pathogenesis of nonsteroidal antiinflamatory drug-induced asthma. Curr Opin Allergy Clin Immunol 2006; 6: 17–22.

Kliem V et al.: Durch Nephrotoxine verursachte tubulointerstitielle Nephropathien. In: Koch K-M (Hrsg.): Klinische Nephrologie. Urban & Fischer, München; 2000, S. 240–259.

Ko TM, Chung WH, Wei CY, Shih HY, Chen JK, Lin CH, Chen YT, Hung SI: Shared an restriced T-cell receptor use in crucial for carbamazepine-induced Stevens-Johnson syndrome. J Allergy Clin Immunol 2011; 128: 1266–1276.

Krähenbühl S: Toxische Leberschäden. Therapeutische Umschau 2004; 61: 529–534.

Kubo A, Nagao K, Amagai M. Epidermal barrier dysfunction and cutaneous sensitization in atopic diseases. J Clin Invest 2012; 122: 440–447.

Lacouture ME, Mitchell EP, Piperdi B, Pillai MV, Shearer H, Iannotti N, Xu F, Yassine M: Skin toxicity evaluation protocol with panitumumab (STEPP), a phase II, open-label, randomized trial evaluating the impact of a pre-emptive skin treatment regimen on skin toxicities and quality of life in patients with metastatic colorectal cancer. J Clon Oncol 2010; 28: 1351–1357.

Lacouture ME: Mechanisms of cutaneous toxicities to EGFR inhibitors. Nat Rev Cancer 2006,6: 803–812.

Lassere MN, Johnson KR, Woodworth TG, Furst DE, Fries JF, Kirwan JR, Tugwell PS, Day RO, Brooks PM: Challenges and progress in adverse event ascertainment and reporting in clinical trials. J Rheumatol 2005; 82: 2030–2032.

Lee WM: Drug-induced hepatotoxicity. N Engl J Med 2003; 349: 474–485.

Lewis JH: 'Hy's law,' the 'Rezulin Rule,' and other predictors of severe drug-induced hepatotoxicity: putting risk-benefit into perspective. Pharmacoepidemiol Drug Saf 2006; 15: 221–229.

Li J, Uetrecht JP: The danger hypothesis applied to idiosyncratic drug reactions. Handb Exp Pharmakol 2010; 196: 493–509.

Lucena MI, García-Cortés M, Cueto R, Lopez-Duran J, Andrade RJ: Assessment of drug-induced liver injury in clinical practice. Fundam Clin Pharmacol 2008; 22: 141–158.

Ludwig WD: Arzneimittelkommission der deutschen Ärzteschaft: Arzneiverordnungen, 22. Auflage. Medizinische Medien Informations GmbH, Gravenbruch; 2009.

Lüllmann H, Mohr K, Hein L: Pharmakologie und Toxikologie. Thieme Verlag, Stuttgart, New York; 17. Auflage, 2010

Martin C: Osteoporose-Prävention mit 1-α-Hydroxy-Vitamin D_3 und 1,25-Dihydroxy-Vitamin D_3: Eine Vergleichsstudie nach Herztransplantation. Dissertation, LMU München 2003.

Martin M, Ott H, Merk HF, Sachs B: Analysis of cytokine secretion from lymphocytes of patients with hypersensitivity reactions to contaminated heparins. Br J Dermatol 2011; 164: 68–75.

Martin M, Wurpts G, Ott H, Baron JM, Erdmann S, Merk HF, Sachs B: In vitro detection and characterization of drug hypersensitivity using flow cytometry. Allergy 2010; 65: 32–39.

Maxwell CB, Jenkins AT: Drug-induced heart failure. Am J Healt-Syst Pharm 2001; 68: 1791–1804.

Mazziotti G, Canalis E, Giustina A: Drug-induced osteoporosis: Mechanisms and clinical implications. Am J Med 2010; 123: 877–888.

Medikamentöse Nebenwirkungen im Gastrointestinaltrakt (Themenheft), Gastroenterologe (1) Heft 3, 2006

Meier C, Kraenzlin ME: Epilepsie, Antiepileptika und Osteoporose. Epileptologie 2011; 28: 42–50.

Merk HF, Baron JM, Heise R, Fritsche E, Schroeder P, Abel J, Krutmann J. Concepts in molecular dermatotoxicology. Exp Dermatol 2006; 15: 692–704.

Merk HF: Arzneimittelreaktionen. In: Saloga J, Klimek L, Buhl R, Mann W, Knop J, Grabbe S: (Hrsg.): Allergologie-Handbuch. Schattauer, Stuttgart; 2.Auflage, 2011.

Mockenhaupt M: The current understanding of Stevens-Johnson syndrome and toxic epidermal necrolysis. Expert Rev Clin Immunol 2011; 7: 803–815.

Modi BG, Neustadter J, Binda E, Lewis J, Filler RB, Roberts SJ, Kwong BY, Reddy S, Overton JD, Galan A, Tigelaar R, Cai L, Fu P, Shlomchik M, Kaplan DH, Hayday A, Girardi M: Langerhans cells facilitate epithelial DNA damage and squamous cell carcinoma. Science 2012: 335: 104–108.

MSD Sharp& Dohme: – Das MSD Manual. Urban & Fischer, München; 6. Auflage, 2000.

Müller-Breitenkamp U, Wegener A: Risiken im Überblick – Unerwünschte Arzneimittelwirkungen am Auge. PZ Prisma 2009; 16: 197–202.

Müller-Oerlinghausen B, Lasek R, Düppenbecker H, Munter KH: Handbuch der unerwünschten Arzneimittelwirkungen. Urban & Fischer, München-Jena; 1. Auflage, 1999.

Müller-Oerlinghausen B: Kausalitätsbewertung hepatotoxischer Reaktionen. Deutsches Ärzteblatt 2006; 103: 2309–2310.

Mutschler: Arzneimittelwirkungen: Lehrbuch der Pharmakologie und Toxikologie; mit einführenden Kapiteln in die Anatomie, Physiologie und Pathophysiologie. Wissenschaftliche Verlagsgesellschaft, Stuttgart; 9. Auflage 2008.

N. N.: Gastrointestinale Nebenwirkungen nichtsteroidaler Antiphlogistika. Der Arzneimittelbrief 33; 1999: 01.

Nathwani RA, Kaplowitz N: Drug hepatotoxicity. Clin Liver Dis 2006; 10: 207–217.

Navarro VJ, Senior JR: Drug-related hepatotoxicity. N Engl J Med 2006; 354: 731–739.

O'Connell MB, Borgelt LM, Bowles SK, Vondracek SF: Drug-induced osteoporosis in the older adult. Aging Health 2010; 6: 501–518.

O'Donohue J, Oien KA, Donaldson P, Underhill J, Clare M, MacSween RN, Mills PR: Co-amoxiclav jaundice: clinical and histological features and HLA class II association. Gut 2000; 47: 717–720.

Omoti AE, Omoti CE: Ocular toxicity of systemic anticancer chemotherapy. Pharmacy Practice 2006; 4: 55–59.

Ott H, Bergström MA, Heise R, Skazik C, Zwadlo-Klarwasser G, Merk HF, Baron JM, Karlberg AT: Cutaneous metabolic activation of carvoxime, a self-activating, skin-sensitizing prohapten. Chem Res Toxicol 2009; 22: 399–405.

Öttl T: Renale UAW von Arzneimitteln – eine Übersicht. Vortrag am Universitätsklinikum Basel, 13. April 2011; Handout unter: www.spitalpharmazie-basel.ch/pdf/Handout_Renale-UAW.pdf

Pompeu YA, Stewart JD, Mallal S, Phillips E, Peters B, Ostrov DA: The structural basis of HLA-associated drug hypersensitivity. Immunol Rev 2012; 250: 158–166.

Porebski G, Gschwend-Zawodniak A, Pichler WJ: In vitro diagnosis of T cell-mediated drug allergy. Clinical & Experimental Allergy 2011; 41: 461–470.

Pountos I, Georgouli T, Bird H et al.: Nonsteroidal anti-inflammatory drugs: prostaglandins, indications und side effects. Int J Interferon, Cytokine Mediator Res 2011; 3: 19–27.

Pschyrembel W: Pschyrembel Klinisches Wörterbuch. De Gruyter, Berlin, New York; 259. Auflage 2002.

Rangnekar AS, Fontana RJ: An update on drug induced liver injury. Minerva Gastroenterol Dietol 2011; 57: 213–229.

Ratiopharm Fachinformation: Valproinsäure 600 mg Filmtabletten.

Riemser Arzneimittel AG Fachinformation: Isoniazid.

Risler T, Kühn K: Facharzt Nephrologie. Urban & Fischer, München; 2008.

Rote Liste 2012, 52. Ausgabe. Rote Liste® Service GmbH, Frankfurt

Roth SH: Nonsteroidal anti-inflammatory drug gastropathy: new avenues for safety. Clin Interv Aging 2011; 6: 125–131.

Rozieres A, Hennino A, Rodet K, Gutowski MC, Gunera-Saad N, Berard F, Cozon G, Bienvenu J, Nicolas JF: Detection and quantification of drug-specific T cells in penicillin allergy. Allergy 2009; 64: 534–542.

Schlapbach C, Zawodniak A, Irla N, Adam J, Hunger RE, Yerly D, Pichler WJ, Yawalkar N: NKp46+ cells express granulysin in multiple cutaneous adverse drug reactions. Allergy 2011; 66: 1469–1476.

Schlatter C: Nebenwirkung Leberschaden. Pharm Ztg 2009; 154: 3254–3263.

Schreiber J: Medikamentös induzierte Lungenerkrankungen. Dtsch Med Wochenschr 2011; 136: 631–634.

Schwarz A: Systematik der Nephrotoxizität. Wiss. Verlagsges., Stuttgart; 2001.

Seeff LB: Herbal hepatotoxicity. Clin Liver Dis 2007; 11: 577–596.

Sgro C, Clinard F, Ouazir K, Chanay H, Allard C, Guilleminet C, Lenoir C, Lemoine A, Hillon P: Incidence of drug-induced hepatic injuries: a French population-based study. Hepatology 2002; 36 : 451–455.

Shane F, Burr D, Ebeling PR et al.: Atypical Subtrochanteric and Diaphyseal Femoral Fractures: Report of a Task Force of the American Society for Bone and Mineral Research. JBMR 2010; 25: 2267–2294.

Smith JA, Albeitz J, Begley C et al.: The Epidemiology of Dry Eye Disease: Report of the Epidemiology Subcommittee of the International Dry Eye WorkShop. The Ocular Surface 2007; 5: 96–112.

Spitzner Arzneimittel Fachinformation: Umckaloabo.

Steinhilber D, Schubert-Zsilavecz M, Roth HJ: Medizinische Chemie: Targets – Arzneistoffe – chemische Biologie. Dt. Apotheker-Verl, Stuttgart; 2. Auflage, 2010.

Stern RS: Exanthematous drug reactions. N Engl J Med 2012; 2492–2501.

Stevenson DD: Aspirin sensitivity and desensitization for asthma and sinusitis. Curr Allergy Asthma Rep 2009; 9: 155–163.

Stine JG, Lewis JH: Drug-induced liver injury: a summary of recent advances. Expert Opin Drug Metab Toxicol 2011; 7: 875–890.

Stötzer H: Grundlagen der Arzneimittel-Tochikologie. Gustav-Fischer Verlag, Stuttgart-New York; 1989.

Takahashi R, Kano Y, Yamazaki Y, Kimishima M, Mizukawa Y, Shiohara T: Defective regulatory T cells in patients with severe drug eruptions: timing of the dysfunction is associated with the pathological phenotype and outcome. J Immunol 2010; 182: 8071–8079.

Teschke R: Arzneimittelbedingte Lebererkrankungen. Z Gastroenterol 2002; 40: 305–326.

Teschke R, Hennermann K, Schwarzenböck A: Arzneimittelbedingte Hepatotoxizität: Diagnostische Hilfe durch Bewertungsskala. Deutsches Ärzteblatt 2006; 103: 2311–2318.

Teschke R, Schwarzenboeck A, Schmidt-Taenzer W, Wolff A, Hennermann K: Herb induced liver injury presumably caused by black cohosh: a survey of initially purported cases and herbal quality specifications. Ann Hepatol 2011; 10: 249–259.

Teschke R: Toxische Leberschäden durch Arzneimittel. Deutsches Ärzteblatt 2001; 98 : 2584–2589.

Thews G, Mutschler E, Vaupel P: Anatomie, Physiologie, Pathophysiologie des Menschen. Wissensch. Verlaggesellschaft mbH, Stuttgart; 6. Auflage, 2007.

Thürmann, PA: Unerwünschte Arzneimittelwirkungen – Diagnose und Bewertung. Pathologe 2006; 27: 6–12.

Treudler R: New drug therapies and their effect on the skin. J Dtsch Dermatol Ges 2009; 7: 623–637.

Vestergaard P, Rejnmark L, Mosekilde L: Proton pump inhibitors, histamine H2 receptor antagonists, and other antacid medications and the risk of fracture. Calcif Tissue Int 2006; 79: 76–83.

Wagner E: Einsatz von Glukokortikoiden in der Rheumatologie. Journal für Mineralstoffwechsel 2005; 12:110-115.

Wick-Urban B: Nebenwirkung getrübter Blick. Pharm Ztg 2012; 157: 2072–2079.

Wick-Urban B: Risiken und Nebenwirkungen der wichtigsten Arzneimittel. Govi-Verlag, Eschborn; 2010.

Woschnagg H: Arzneimitteltherapie: Relevante Interaktionen und (negative) Effekte auf den Knochen. J Miner Stoffwechs 2003; 10: 16–19.

Wurglics M, Ude C, Schubert-Zsilavecz M: Husten – das Übel mit der Wurzel packen. PZ Prisma 2012; 19: 149–154.

Wurglics M, Ude C: Rationale Phytopharmakatherapie bei Schmerzen: Teufelskralle, Arnika, Beinwell. PZ Prisma 2012; 19: 33–41.

Zamor PJ, Russo MW: Liver function tests and statins. Curr Opin Cardiol 2011; 26: 338–341.

Zhang X, Liu F, Chen X, Zhu X, Uetrecht J: Involvement of the immune system in idiosyncratic drug reactions. Drug Metab Pharmacokinet 2011; 26: 47–59.

Arzneistoffregister

Abacavir 122
ACE-Hemmer 59, 72, 73, 140
Acemetacin 20, 60
Acenocoumarol 131
Acetazolamid 19, 157
Acetylcystein 60, 75
Acetyldigoxin 20, 40, 158
Acetylsalicylsäure 56, 60, 77, 88, 97, 103
Aciclovir 76
Adalimumab 20, 37, 40, 154, 155
Adenosin 40
Adrenalin 14
Aldesleukin 60
Alemtuzumab 40
Alendronat 156
Alfuzosin 147
Allopurinol 20, 76, 115, 121, 122, 144
Amantadin 15, 19, 20, 144
Ambrisentan 50
Aminoglykoside 71, 75, 151
Amiodaron 20, 32, 51, 52, 53, 54, 56, 60, 116, 144, 148, 149
Amisulprid 20, 149
Amitriptylin 16, 18, 20, 40, 61, 106, 129, 144
Amlodipin 20, 40, 56

Amoxicillin 20, 87, 93, 98, 103, 104, 121, 122
Amphotericin B 40, 56, 61, 71, 76
Ampicillin 76, 103, 104, 121
Amsacrin 20
Anagrelid 40
Anastrazol 132, 144, 154
Antidepressiva, tricycl. 59
Antikoagulanzien 59
Apraclonidin 157
Aprepitant 108
Aristolochia clematis 76
AT1-Antagonisten 59, 72, 73
Atazanavir 132, 153
Atenolol 20, 40, 61, 146
Atorvastatin 19, 20, 161
Atropin 144
Azacitidin 128
Azathioprin 50, 56, 61, 80, 87
Azetazolamid 144
Azithromycin 20, 40

Baclofen 20
Beclometason 56, 61, 136
Beinwell 95
Benserazid 15, 24, 43

Benzalkoniumchlorid 144, 157
Betablocker 59, 140, 146
Betahistin 18
Betamethason 20, 40
Betaxolol 40, 157
Bevacizumab 35, 40, 109, 156
Bicalutamid 61, 136
Bimatoprost 157
Biperiden 15
Bisoprolol 19, 20, 40, 61
Bisphosphonate 76, 127, 133, 139, 144, 146, 150, 154, 156
Bitamoprost 147
Bleomycin 51, 56, 61, 109
Bortezomib 20, 146
Bosentan 50
Brimonidin 157
Brinzolamid 157
Bromazepam 21, 40, 61
Bromocriptin 56, 61, 149
Budesonid 61, 135, 136
Budipin 15
Bupivacain 21
Bupropion 16, 19, 21
Buspiron 19
Busulfan 56, 61, 109

Cabazitaxel 40, 139
Cabergolin 19, 21, 61, 144
Calciumkanalblocker 38, 140
Candesartan 21, 61
Canthaxanthin 161
Capecitabin 146
Captopril 19, 21, 40, 61
Carbachol 157
Carbamazepin 15, 21, 40, 54, 56, 61, 121, 122, 143, 149
Carbidopa 15, 24, 43
Carboplatin 72, 108
Carmustin 21, 56, 61, 108, 146, 153
Carvedilol 21, 41, 61
Caspofungin 61
Catumaxomab 21
Ceftriaxon 104
Celecoxib 41, 62
Cephalosporine 59, 71, 103, 121
Certolizumab 62, 155
Certolizumab pegol 62
Cetirizin 21, 41, 149, 150, 151
Cetuximab 109, 119, 123, 148
Chamomilla 161
Chelidonium majus 95
Chinin 150
Chinolone 103
Chlorambucil 56, 62
Chloramphenicol 144, 149
Chloroquin 19, 144
Chlorpromazin 87, 106
Chlorprothixen 106
Cholestyramin 130
Cholinesterase 59
Ciclosporin 72, 73, 76, 137, 148
Cidofovir 71, 153

Cimetidin 144
Cimicifuga racemosa 95
Ciprofloxacin 19, 21, 41, 62, 104
Cisplatin 21, 62, 72, 75, 108, 153
Citalopram 16, 21, 41, 106, 129, 144
Clarithromycin 21, 41
Clavulansäure 87, 93, 98, 103, 104, 122
Clindamycin 103, 104
Clobazam 15
Clodronat 156
Clomipramin 16, 106, 129
Clonidin 19, 21, 157
Clopidogrel 21, 62
Clozapin 18, 39, 41, 106, 122
Codein 21, 62
Coffein 14
Colestipol 130
Corticosteroide 144, 149
Cotrimoxazol 21, 41, 62, 71, 121, 143, 144
COX-Hemmer 74, 101
Coxibe 150
Cromoglycinsäure 151
CSE 59
Cyclophosphamid 34, 41, 51, 56, 75, 108, 139, 149
Cytarabin 108, 146, 148

Dacarbazin 108
Dapson 144
Darifenacin 146
Dasatinib 62, 123, 127, 146
Datura 161
Daunorubicin 19

Deferoxamin 144
Denosumab 127, 138, 144
Desipramin 106
Dexamethason 22, 144, 158
Dexrazoxan 62
Dextromethorphan 22
Diazepam 14, 22, 41, 62
Diclofenac 22, 41, 56, 62, 87, 150
Digitoxin 22, 41, 158
Digoxin 19, 144, 158
Dihydralazin 54, 56, 62
Dihydrocodein 22, 62
Diltiazem 38, 41
Dimenhydrinat 18, 22
Diphenhydramin 22, 41
Disopyramid 37
Disulfiram 149
Diuretika 138
Dobutamin 31, 41
Docetaxel 109, 139, 145
Dolasetron 108
Domperidon 15, 149
Donepezil 16, 107, 147
Dopamin 14, 31
Dopaminagonisten 15
Dorzolamid 157
Doxazosin 22, 41, 62, 147
Doxepin 16, 22, 41, 106
Doxorubicin 33, 34, 41, 62, 108, 109, 139, 146
Doxycyclin 22, 140
Doxylamin 22, 42, 62
Dronedaron 32, 37, 38, 42
Duloxetin 16
Dutasterid 39, 42

Echinacea 161
Enalapril 22, 42, 62

Enoxaparin 22
Enoximon 31
Entacapon 15
Ephedrin 19
Epirubicin 33, 34, 42, 109, 146
Ergotamin 22, 62, 144, 146
Erlotinib 123, 146
Erythromycin 19, 42, 54, 56, 63, 103, 104, 121
Erythropoetin 139
Escitalopram 16, 144
Eslicarbazepin 15
Esmolol 42, 63
Esomeprazol 22, 63
Estradiol 22, 42
Estriol 22, 42
Estrogene 89, 99
Etanercept 37, 42, 53, 63, 154, 155
Ethambutol 127, 144, 148, 149, 152
Ethanol 14
Ethosuximid 15
Etidronat 156
Etoposid 22, 56, 63, 109
Etoricoxib 23, 42
Everolimus 63, 123
Exemestan 132
Ezetimib 23

Faulbaumrinde 95
Felbamat 15
Felodipin 23, 42
Fentanyl 23, 42, 54, 57, 63
Fibrate 72
Fibrinolytika 59
Filgrastim 57, 63, 127, 137
Finasterid 147
Fingolimod 42, 144

Flecainid 32, 42
Fludarabin 109, 148, 149
Flunarizin 19, 23
Flunisolid 136
Fluorochinolone 150, 151
5-Fluorouracil 109, 139, 146, 150
Fluoxetin 16, 19, 23, 63, 106, 129, 144
Flupentixol 23
Fluphenazin 23, 144
Flupirtin 23
Flutamid 136
Fluticason 136
Fluvastatin 23
Fluvoxamin 16, 106, 127
Fondaparinux 131
Formoterol 23, 42, 63
Fosaprepitant 108
Foscarnet 71, 75
Fulvestrant 127, 133
Furosemid 23, 72, 77, 138

Gabapentin 15, 23, 63, 144, 151
Galantamin 16, 107
Ganciclovir 19, 153
Gefitinib 57, 63, 123, 146, 148
Gemcitabin 57, 63, 109
Gentamicin 121
Ginkgo 16, 161
Glatiramer 63
Glibenclamid 134
Glitazone 31
Glucocorticoide 38, 135, 158
Glyceroltrinitrat 23, 42
Glycyrrhiza 161

Goldsalze 59
Golimumab 155
Goserelin 127
GPIIb/IIIa-Inhibitoren 59
Granisetron 108
Griseofulvin 23, 144

Haloperidol 18
Halothan 98
Heparin 130, 131
Histamin 43
Huflattich 96
Hydralazin 122
Hydrochlorothiazid 57, 63, 144, 146, 148
Hydrocortison 144
Hydroxyzin 23
Hyoscin 18

Ibandronsäure 63, 156
Ibuprofen 23, 43, 63, 88, 89
Ifosfamid 23, 34, 43, 108, 109, 139, 140
Iloprost 51
Imatinib 36, 43, 63, 72, 123, 127, 144, 146
Imipenem 23
Imipramin 106, 144
Indinavir 72, 132
Indometacin 37, 43, 98, 144, 150
Infliximab 36, 37, 43, 57, 63, 127, 154, 155
Interferon 19, 53, 64, 72, 76, 144, 149, 150, 159
Interleukin 57
Iod 75
Iodoquinol 144
Ipilimumab 120
Ipratropiumbromid 19, 144
Irinotecan 64, 109

Isoniazid 54, 57, 64, 87, 89, 94, 99, 144, 148, 149, 152
Isosorbiddinitrat 24, 43
Isosorbidmononitrat 24, 43
Isotretinoin 145, 146, 148, 149
Itraconazol 38, 43

Johanniskraut 16

Kava-Kava 95
Ketamin 144
Ketoprofen 116
Ketorolac 150

Labetalol 147
Lamotrigin 15, 121, 149
Lapatinib 35, 43, 123, 128
Latanoprost 64, 144, 146, 147, 157
L-Dopa 133, 144
Leflunomid 53, 64
Lenograstim 127
Lercanidipin 43
Letrozol 132, 154
Leuprorelin 64
Levetiracetam 15
Levodopa 15, 19, 24, 43
Levofloxacin 24, 43, 64
Levopromazin 106
Levothyroxin 19
Lidocain 24
Linezolid 149, 152
Liothyronin 19
Lisinopril 24, 43, 64
Lithium 72, 76, 144, 149
Lomustin 57, 64
Loperamid 110
Lopinavir 132
Lorazepam 24, 64
Lovastatin 99, 161

Maprotilin 16, 106
Medroxyprogesteron 19
Mefloquin 19
Melperon 24, 43, 149
Mepivacain 24, 44
Mercaptopurin 57, 64
Mesalazin 72
Mesna 75, 76, 128
Metamizol 44, 64, 74
Metformin 130, 134
Methicillin 76
Methotrexat 52, 53, 54, 57, 64, 76, 89, 99, 109, 110, 117, 130, 139, 144, 146, 149
Methyldopa 18
Methylphenidat 19, 24, 44, 64
Methylprednison 144
Metoclopramid 24, 149, 150
Metoprolol 18, 24, 44, 64
Metronidazol 24, 104
Mianserin 106, 144, 147
Mifamurtid 44
Milrinon 31
Minocyclin 24, 57, 64, 152
Mirtazapin 16, 24, 44, 106
Misoprostol 102
Mitomycin 34, 35, 44, 57, 64, 72, 73, 109, 150
Mitoxantron 44, 109
Moclobemid 16
Molsidomin 24, 44, 64
Montelukast 50
Morphin 25, 44, 54, 57, 65
Moxifloxacin 25, 44, 65, 152

Mycophenolatmofetil 25, 54, 57, 65

Na_2-Cromoglicat 57, 65
Naloxon 44
Naproxen 149, 150
Natriumpicosulfat 44
Nebivolol 25, 44, 65
Neomycin 129
Nevirapin 121, 153
Niacin 146, 161
Nicotin 19
Nifedipin 25, 38, 44, 58, 65
Nikotin 14
Nilotinib 123, 128
Nitrendipin 25, 38, 44
Nitrofurantoin 51, 54, 58, 65
Nortriptylin 16
NSAR 37, 72, 73, 76, 77, 80, 88, 98, 101, 102, 116–117, 138, 150

Octreotid 110
Ofatumumab 44
Ofloxacin 19, 25, 44, 65
Olanzapin 106, 149
Omalizumab 119
Omeprazol 25, 103, 128, 144, 149
Ondansetron 108
Opiate 59
Opipramol 25, 44
Oxaliplatin 25, 108
Oxazepam 25
Oxcarbazepin 15, 25, 65
Oxybutynin 19, 25

Paclitaxel 25, 58, 65, 109, 139, 145
Palifermin 109

Palonosetron 108
Pamidronat 156
Panitumumab 123, 146, 147, 148
Pantoprazol 25, 103
Paracetamol 37, 65, 72, 74, 80, 88, 92, 93, 97
Paroxetin 16, 25, 106, 144, 149
Pazopanib 128
PDE-5-Hemmer 149, 159, 160
Pegfilgrastim 127, 137
Pelargonium 95, 96
Penicillamin 58, 65, 75
Penicillin 14, 59, 71, 76, 103, 119, 121
Pentaerithrityltetranitrat 25, 45
Pentamidin 58, 65
Pentoxifyllin 25
Perampanel 15
Perphenazin 26, 144
Phenacetin 77
Phenobarbital 15, 18, 121
Phenothiazine 144, 149
Phenprocoumon 127
Phenylbutazon 87
Phenytoin 15, 18, 19, 58, 65, 121, 143
Pilocarpin 26, 157
Pioglitazon 26, 33, 45, 65, 127, 135
Piper methysticum 95
Pracetam 16
Pramipexol 15, 18
Pravastatin 161
Prednisolon 26, 45, 75, 147, 158
Prednison 26, 45, 135, 144
Pregabalin 15, 26, 45, 65, 143
Prilocain 26

Primidon 15
Procainamid 58
Procyclidin 15, 26
Promethazin 26, 45, 65, 144
Propafenon 32, 37, 45
Propranolol 18, 26, 45, 58, 65, 146
Propylthiouracil 58, 65
Prostacyclin 58, 73
Prostaglandine 160
Psoralen 116
Pyrazinamid 26, 127
Pyrazolone 122

Quetiapin 26, 45

Ramipril 45, 66
Ranibizumab 156
Ranitidin 26, 45, 144
Rasagilin 15
Reserpin 18, 19, 146
Retigabin 15, 26
Rhamnus purshianus 95
Rifampicin 71, 76, 89, 152
Risedronat 156
Risperidon 26, 45, 66, 106
Rivastigmin 16, 107
Ropinirol 15, 18
Rosiglitazon 134

Sägepalmenfruchtextrakt 147
Salbutamol 26, 45, 66
Salmeterol 19
Schöllkraut 95
Scopolamin 146
Selegilin 15
Selumetinib 123
Sertralin 16, 26, 106, 127, 129
Sildenafil 50, 159, 160

Silodosin 147
Simvastatin 58, 66, 161
Sirolimus 53, 58, 66, 123, 144
Sorafenib 123
Sotalol 26, 45, 66
Statine 72, 141, 161
Steroidhormone 60
Streptomycin 144, 152
Streptozotocin 108
Succinylcholin 144
Sulbactam 104
Sulfasalazin 58, 66
Sulfonamide 60, 76, 129, 148, 149, 150
Sunitinib 36, 45, 123, 128
Symphytum 95

Tacrolimus 45, 72, 73, 76, 128, 137
Tadalafil 159, 160
Tamoxifen 66, 127, 144, 149, 154
Taxane 60, 127, 139, 145, 146
Temozolomid 26
Terazosin 147
Terbutalin 19, 58, 66
Tetracyclin 58, 87, 103, 149, 152
Tetrazepam 27
Theophyllin 19, 27, 45
Thiazid-Diuretika 140
Thiazide 76
Thiotepa 45
Thrombozytenaggreg.-Hemmer 60
Thyroxin 138
Tiagabin 15
Timolol 18, 46, 66, 146, 157
Tiotropiumbromid 46, 50, 66, 144

TNF-alpha-Inhibitoren 36, 150, 154
Tobramycin 66
Tolcapon 15
Topiramat 15, 27, 144, 148, 151
Torasemid 27, 46, 78, 138
Tranylcypromin 16, 46
Trastuzumab 35, 46
Traubensilberkerze 95
Travoprost 147
Tretinoin 146
Triamcinolon 27, 136
Trihexyphenidyl 15, 144, 146
Trimipramin 16, 27, 46, 66

Tropisetron 108
Tussilago farfara 96

Umckaloabo 95, 96

Valganciclovir 27, 153
Valproinsäure 15, 18, 19, 27, 88, 98
Vancomycin 104
Vardenafil 159, 160
Vemurafenib 116, 123
Venlafaxin 16, 19, 27, 46, 66
Verapamil 19, 27, 32, 38, 46, 66
Vernakalant 46
Vigabatrin 15, 149
Vinblastin 109, 153

Vinca-Alkaloide 149
Vincristin 27, 109, 153
Voriconazol 153

Xipamid 27, 46
Xylometazolin 27, 46

Zidovudin 144
Ziprasidon 106
Zoledronat 156
Zoledronsäure 127
Zolpidem 27
Zonisamid 15
Zopiclon 27
Zyclopenthixol 147
Zytostatika 60

Autoren

Dr. rer. nat. Dirk Keiner
Krankenhausapotheke
SRH Zentralklinikum Suhl gGmbH
Albert-Schweitzer-Str. 2
98527 Suhl
dirk.keiner@zs.srh.de

Prof. Dr. med. Hans F. Merk
Hautklinik der RWTH Aachen
Pauwelsstraße 30
52074 Aaachen
hans.merk@post.rwth-aachen.de

Prof. Dr. Hartmut Morck
Bierstadter Straße 62
65189 Wiesbaden
hartmut.morck@cuibono-healthconsulting.com

Prof. Dr. Egid Strehl
ehem. Direktor der Apotheke
Universitätsklinikum Freiburg
privat: Dorfstr. 19
79100 Freiburg
egid.strehl@klinikum.uni-freiburg.de.

Dr. Christian Ude
Stern-Apotheke
Frankfurter Str. 19
64293 Darmstadt
c.ude@stern-apotheke-darmstadt.de

Abbildungen

Abb. 2.1:
Aus: Sobotta, Atlas der Anatomie des Menschen, 19.Auflage 1988 © Urban & Schwarzenberg, München

Abb. 3.1:
Aus: Sobotta, Atlas der Anatomie des Menschen, 19. Auflage 1988 © Urban & Schwarzenberg, München

Abb. 4.1:
Aus: Speckmann, Wittkovski: Bau und Funktion des menschlichen Körpers, 20. Auflage 2004 © Elsevier GmbH, Urban & Fischer, München

Abb. 5.1:
Aus: Welsch, Sobotta Atlas Anatomie, 1. Auflage 2001 © Elsevier, Urban & Fischer, München

Abb. 6.1:
Aus: Speckmann, Wittkovski: Bau und Funktion des menschlichen Körpers, 20. Auflage 2004 © Elsevier GmbH, Urban & Fischer, München

Abb. 7.1:
Aus: Speckmann, Wittkovski: Bau und Funktion des menschlichen Körpers, 20. Auflage 2004 © Elsevier GmbH, Urban & Fischer, München

Abb. 8.1:
Aus: Raab, Hautfibel © Govi-Verlag 2010

Abb. 8.2–8.5:
Prof. H. F. Merk, Aachen

Abb. 9.1:
Aus: Sobotta, Atlas der Anatomie des Menschen, 20. Auflage 1993 © Urban & Schwarzenberg, München

Abb. 10.1:
Aus: Speckmann, Wittkovski: Bau und Funktion des menschlichen Körpers, 20. Auflage 2004 © Elsevier GmbH, Urban & Fischer, München